DISTURBO OSSESSIVO

Disturbo Ossessivo-Compulsivo (DOC): Una Panoramica Approfondita

Il **Disturbo Ossessivo-Compulsivo (DOC)** è un disturbo mentale che può avere un impatto significativo sulla vita di chi ne soffre e che, grazie alla ricerca e alla maggiore consapevolezza, viene compreso sempre meglio.

Cos'è il DOC?

Il DOC è caratterizzato dalla presenza di **ossessioni** e/o **compulsioni**. Queste due componenti sono strettamente legate e si influenzano a vicenda:

- **Ossessioni:** Sono pensieri, immagini o impulsi ricorrenti e persistenti che si presentano alla mente in modo intrusivo e incontrollabile. Causano ansia, disagio o distress significativi e sono spesso percepiti come irrazionali o eccessivi dalla persona stessa.
- **Compulsioni:** Sono comportamenti ripetitivi (come lavarsi le mani, controllare, ordinare) o atti mentali (come pregare, contare) che la persona si sente obbligata a eseguire in risposta a un'ossessione o secondo regole rigide. Lo scopo è ridurre l'ansia o prevenire un evento temuto, ma offrono solo un sollievo temporaneo.

Esempi di ossessioni e compulsioni comuni:

- **Paura della contaminazione:** Ossessione di essere contaminati da germi o batteri, compulsione a lavarsi le mani in modo eccessivo.
- **Dubbi patologici:** Ossessione di aver commesso un errore o di aver fatto del male a qualcuno, compulsione a controllare ripetutamente le cose.
- **Pensieri intrusivi violenti:** Ossessione di far del male a sé stessi o agli altri, compulsione a mettere in atto comportamenti rassicuranti.
- **Simmetria e precisione:** Ossessione per l'ordine e la perfezione, compulsione ad allineare gli oggetti in modo preciso.

Fattori che contribuiscono al DOC

Le cause del DOC non sono ancora completamente chiare, ma si ritiene che siano coinvolti diversi fattori, tra cui:

- **Fattori biologici:** Alterazioni nei circuiti cerebrali coinvolti nella regolazione dell'ansia e delle emozioni.
- **Fattori genetici:** Una predisposizione genetica può aumentare il rischio di sviluppare il disturbo.
- **Fattori ambientali:** Eventi stressanti o traumatici possono innescare o aggravare i sintomi.

Impatto del DOC sulla vita quotidiana

Il DOC può interferire significativamente con le attività quotidiane, le relazioni sociali e la qualità della vita. Le persone affette da DOC possono sperimentare:

- **Ansia e stress:** Le ossessioni e le compulsioni causano un'ansia intensa e persistente.
- **Isolamento sociale:** La paura di essere giudicati o di contaminare gli altri può portare all'evitamento delle situazioni sociali.
- **Problemi lavorativi e scolastici:** Le compulsioni possono richiedere molto tempo e interferire con le prestazioni.
- **Disturbi del sonno:** L'ansia e la preoccupazione possono causare difficoltà a dormire.

Trattamento del DOC

Il DOC è un disturbo trattabile. Le terapie più efficaci includono:

- **Terapia cognitivo-comportamentale (TCC):** È il trattamento di prima linea per il DOC. La TCC si basa sull'esposizione graduale alle situazioni che scatenano l'ansia e sulla prevenzione della risposta alle compulsioni.
- **Farmacoterapia:** Gli antidepressivi, in particolare gli inibitori selettivi della ricaptazione della serotonina (SSRI), possono essere utili per ridurre i sintomi.
- **Terapia di accettazione e impegno (ACT):** Questa terapia aiuta le persone a cambiare il loro rapporto con i pensieri ossessivi, accettandoli invece di combatterli.

Approfondiamo alcuni aspetti chiave:

- **Intrusività e indesiderabilità:** Le ossessioni si presentano alla

mente in modo incontrollabile, spesso in momenti inopportuni, e sono vissute come estranee alla propria volontà.
- **Ansia e distress:** Queste idee intrusive generano un forte disagio emotivo, paura e ansia, spingendo l'individuo a cercare di allontanarle.
- **Tentativi di soppressione:** La persona affetta da DOC cerca attivamente di ignorare, sopprimere o contrastare le ossessioni, ma questi tentativi paradossalmente possono intensificarne la frequenza e l'intensità.
- **Neutralizzazione:** Per ridurre l'ansia associata alle ossessioni, gli individui mettono in atto comportamenti o atti mentali (compulsioni) che hanno lo scopo di neutralizzare il pensiero negativo o prevenire un evento temuto.

È importante sottolineare che:

- **Le ossessioni sono diverse dalle preoccupazioni quotidiane:** Le preoccupazioni sono legate a eventi o situazioni reali e possono essere gestite attraverso la pianificazione o la risoluzione dei problemi. Le ossessioni, invece, sono spesso irrazionali e persistono nonostante gli sforzi dell'individuo.
- **Le ossessioni non riflettono un desiderio inconscio:** Contrariamente a quanto si potrebbe pensare, le ossessioni non sono espressione di desideri nascosti o di impulsi inaccettabili.
- **Il DOC è un disturbo serio:** Nonostante sia comune tentare di minimizzare o sdrammatizzare i sintomi, il DOC può avere un impatto significativo sulla qualità della vita e richiede un trattamento adeguato.

Alcuni esempi comuni di ossessioni:

- **Paura della contaminazione:** Paura di essere contaminati da germi o batteri, con conseguente bisogno di lavarsi le mani in modo compulsivo.
- **Dubbi patologici:** Dubbi persistenti sull'aver commesso errori o dimenticato qualcosa di importante, con conseguente necessità di controllare ripetutamente le cose.
- **Pensieri intrusivi violenti:** Pensieri ricorrenti di fare del male a sé stessi o agli altri, con conseguente bisogno di mettere in atto comportamenti rassicuranti.
- **Simmetria e perfezionismo:** Bisogno di avere tutto in ordine e simmetrico, con conseguente difficoltà a svolgere le attività quotidiane.

Approfondiamo alcuni aspetti interessanti:
- **Funzione delle compulsioni:** Le compulsioni, pur essendo vissute come irrazionali, svolgono una funzione ansiolitica temporanea. L'individuo mette in atto questi comportamenti o atti mentali nel tentativo di ridurre l'ansia provocata dalle ossessioni o di prevenire un evento temuto, anche se sa che questi comportamenti non sono razionali o necessari.
- **Distinzione tra compulsioni overt e covert:** La distinzione tra compulsioni osservabili (overt) e mentali (covert) è fondamentale per comprendere la complessità del DOC. Le compulsioni covert, essendo azioni mentali, possono essere più difficili da identificare e trattare.
- **Rigidità delle regole:** Le persone con DOC spesso seguono regole rigide e precise nel mettere in atto le compulsioni. Queste regole possono variare da individuo a individuo, ma sono sempre vissute come obbligatorie e non negoziabili.

Alcuni esempi di compulsioni:
- **Lavarsi le mani ripetutamente:** Questa è una delle compulsioni più comuni nel DOC, spesso associata all'ossessione della contaminazione.
- **Controllare ripetutamente:** Controllare più volte se la porta è chiusa, se il gas è spento, o se gli elettrodomestici sono stati spenti.
- **Ordinare e sistemare:** Disporre gli oggetti in modo preciso e simmetrico, o riordinare continuamente gli spazi.
- **Contare mentalmente:** Ripetere mentalmente delle parole o dei numeri, o eseguire calcoli mentali.
- **Pregare:** Ripetere delle preghiere o dei mantra per cercare di neutralizzare i pensieri ossessivi.

È importante sottolineare che:
- **Le compulsioni offrono solo un sollievo temporaneo:** L'ansia associata alle ossessioni tende a ripresentarsi, spesso con maggiore intensità, se le compulsioni non vengono eseguite.
- **Il ciclo ossessioni-compulsioni:** Le ossessioni generano ansia, che a sua volta innesca le compulsioni, che forniscono un sollievo temporaneo, ma a lungo termine rafforzano il ciclo.
- **Il DOC è un disturbo trattabile:** Esistono terapie efficaci, come la terapia cognitivo-comportamentale (TCC), che aiutano le persone

a superare le ossessioni e le compulsioni.

Riassumiamo i punti chiave:

- **Tempo impiegato:** I sintomi del DOC devono essere talmente pervasivi da sottrarre una quantità significativa di tempo al soggetto, interferendo con le sue attività quotidiane, lavorative o sociali.
- **Disagio clinico significativo:** Le ossessioni e le compulsioni devono causare un disagio emotivo marcato e persistente, influenzando negativamente la qualità della vita del paziente.
- **Compromissione del funzionamento:** I sintomi devono compromettere in modo significativo il funzionamento sociale, lavorativo o in altre aree importanti della vita.
- **Criteri differenziali:** È fondamentale escludere che i sintomi siano causati da altre condizioni mediche, dall'uso di sostanze o da altri disturbi mentali.

Altri aspetti importanti da considerare:

- **Insorgenza:** Il DOC può manifestarsi in età infantile, adolescenziale o adulta, e il decorso può essere variabile.
- **Comorbilità:** Il DOC spesso coesiste con altri disturbi mentali, come la depressione, l'ansia generalizzata o i disturbi alimentari.
- **Impatto sulla qualità della vita:** Il DOC può avere un impatto devastante sulla qualità della vita, isolando socialmente l'individuo e limitando le sue possibilità.

In conclusione, per una diagnosi accurata di DOC è necessaria una valutazione approfondita da parte di un professionista della salute mentale. Solo un professionista qualificato può effettuare una diagnosi differenziale e individuare il trattamento più adatto.

Un punto cruciale nella diagnosi e nella comprensione del Disturbo Ossessivo Compulsivo (DOC) è il livello di insight. Riassumiamo:

- **Egodistonia:** La maggior parte delle persone con DOC riconosce che le proprie ossessioni e compulsioni sono irrazionali e intrusive (egodistonia).
- **Livello di insight:** Questo termine si riferisce al grado di consapevolezza che l'individuo ha della natura patologica dei propri sintomi.
- **Insight buono o sufficiente:** Il paziente riconosce chiaramente che le sue ossessioni sono irrazionali e non corrispondono alla

realtà.
- **Insight scarso:** Il paziente attribuisce alle proprie ossessioni un certo grado di credibilità, anche se riconosce che potrebbero essere esagerate.
- **Insight assente:** Il paziente è completamente convinto della realtà delle proprie ossessioni e non è in grado di metterle in discussione.

Perché il livello di insight è importante?

- **Prognosi:** Un buon livello di insight è generalmente associato a una prognosi migliore e a una maggiore responsività ai trattamenti.
- **Strategie terapeutiche:** Il livello di insight influenza la scelta delle strategie terapeutiche. Ad esempio, i pazienti con scarso insight potrebbero richiedere un approccio terapeutico più graduale e supportivo.
- **Comorbilità:** Un basso livello di insight può essere associato a una maggiore comorbilità con altri disturbi mentali, come i disturbi dello spettro schizotipico.

Fattori che possono influenzare il livello di insight:

- **Gravità dei sintomi:** Un'intensità maggiore dei sintomi può ridurre la capacità di critica.
- **Durata del disturbo:** Un decorso cronico può portare a una diminuzione dell'insight.
- **Presenza di altri disturbi:** La comorbilità con altri disturbi mentali può influenzare il livello di insight.
- **Fattori personali:** Caratteristiche individuali come la rigidità cognitiva o la bassa autostima possono rendere più difficile riconoscere l'irrazionalità dei propri pensieri.

In conclusione, il livello di insight è un aspetto fondamentale da valutare nella diagnosi e nel trattamento del DOC. Una valutazione accurata del livello di insight permette di personalizzare l'intervento terapeutico e di migliorare la prognosi.

Il Disturbo Ossessivo Compulsivo (DOC) è un disturbo complesso con diverse sfaccettature. Vediamo insieme i principali sottotipi, cercando di rendere il tutto più chiaro con l'ausilio di immagini.

I sottotipi del Disturbo Ossessivo Compulsivo

Il DOC si manifesta in modi molto vari, e spesso si sovrappongono diversi sottotipi. Ecco alcuni dei più comuni:

- **Paura della contaminazione e compulsioni di pulizia:**
    - **Ossessioni:** Paura ossessiva di essere contaminati da germi, batteri o sostanze chimiche.
    - **Compulsioni:** Lavarsi le mani ripetutamente, pulire oggetti in modo eccessivo, evitare il contatto con determinate superfici.

I sottotipi del Disturbo Ossessivo Compulsivo (DOC):

Ossessioni di simmetria e ordine:
- **Ossessioni:** Bisogno imperioso di avere tutto in ordine, simmetrico e preciso.
- **Compulsioni:** Allineare gli oggetti, riordinare continuamente gli spazi, ripetere azioni fino a raggiungere la perfezione percepita.

- **Ossessioni di controllo:**
    - **Ossessioni:** Paura che qualcosa di negativo possa accadere se non si eseguono determinati controlli.
    - **Compulsioni:** Controllare ripetutamente se la porta è chiusa, il gas è spento, le luci sono offese.

- **Ossessioni aggressive:**
    - **Ossessioni:** Pensieri intrusivi e ripetuti di fare del male a sé stessi o agli altri.
    - **Compulsioni:** Evitare situazioni che potrebbero portare all'attuazione di questi impulsi, compiere azioni rassicuranti (come contare o ripetere frasi).

- **Ossessioni sessuali:**
    - **Ossessioni:** Pensieri sessuali intrusivi e indesiderati, spesso di natura violenta o tabù.
    - **Compulsioni:** Evitare stimoli sessuali, confondere i propri pensieri con desideri reali.

- **Ossessioni religiose:**
    - **Ossessioni:** Dubbi ossessivi sulla propria fede, paura di offendere Dio o di commettere sacrilegi.
    - **Compulsioni:** Pregare in modo eccessivo, compiere rituali religiosi ripetuti.

È importante sottolineare che:

- **Non tutti i casi di DOC rientrano in una sola categoria:** spesso si hanno combinazioni di diversi sottotipi.
- **Le compulsioni sono un tentativo di ridurre l'ansia causata**

dalle ossessioni, ma in realtà peggiorano la situazione nel lungo termine.
- **Il DOC può avere un impatto significativo sulla vita quotidiana** della persona che ne soffre, limitando le sue attività e relazioni sociali.

Il sottotipo "washing" del Disturbo Ossessivo Compulsivo, mettendo in evidenza le caratteristiche principali:
- **Ossessioni centrate sulla contaminazione:** Sia fisica (germi, batteri) che mentale (colpa, impurità).
- **Compulsioni di pulizia:** Lavaggio frequente e prolungato delle mani, disinfezione eccessiva di oggetti e ambienti.
- **Motivazione dei comportamenti:** Timore di contrarre malattie, bisogno di purificazione spirituale o di controllare pensieri intrusivi.

Approfondimenti:
1. **Intensità e Frequenza:**
   - **Impatto sulla vita quotidiana:** È importante sottolineare come questi comportamenti, pur offrendo un temporaneo sollievo, interferiscono significativamente con le attività quotidiane, le relazioni sociali e la qualità della vita.
   - **Gradualità:** Spesso, le compulsioni iniziano in modo lieve e aumentano gradualmente nel tempo, diventando sempre più resistenti ai tentativi di controllo.
2. **Comorbilità:**
   - **Altri disturbi:** Il DOC è spesso associato ad altri disturbi mentali, come la depressione, l'ansia generalizzata o i disturbi alimentari.
   - **Influenza reciproca:** Queste comorbidità possono aggravare i sintomi del DOC o viceversa.
3. **Fattori scatenanti:**
   - **Eventi stressanti:** Stress, traumi o cambiamenti significativi nella vita possono agire come fattori scatenanti o esacerbare i sintomi del DOC.
   - **Condizionamenti culturali:** Le norme culturali e le convinzioni personali possono influenzare il tipo di contaminazione temuta e le compulsioni messe in atto.

4. **Ruolo dei pensieri intrusivi:**
   - **Pensieri indesiderati:** Le persone con DOC sperimentano spesso pensieri intrusivi e immagini mentali disgustose o violente, che aumentano l'ansia e il bisogno di eseguire le compulsioni.
5. **Dimensione cognitiva:**
   - **Credenze disfunzionali:** Alla base del DOC vi sono spesso credenze irrazionali e inflessibili riguardo alla contaminazione, al pericolo e al controllo.
   - **Sovrastima della minaccia:** Le persone con DOC tendono a sovrastimare la probabilità e la gravità delle conseguenze negative.

L'importanza della simmetria e dell'ordine nella percezione del paziente.

Il sottotipo "ordering" del DOC è caratterizzato da una ricerca ossessiva della perfezione e della simmetria, che si manifesta attraverso comportamenti compulsivi di riordinamento. Come per gli altri sottotipi, è fondamentale un approccio terapeutico che aiuti il paziente a comprendere e modificare i propri pensieri e comportamenti disfunzionali.

Approfondimenti e Nuance sul Sottotipo "Ordering"

Per rendere l'analisi ancora più completa, vorrei aggiungere alcune considerazioni:

- **La perfezione come ossessione:**
  - **Standard irrealistici:** I pazienti con questo sottotipo spesso si prefiggono standard di perfezione irrealistici e assoluti, che diventano quasi ossessivi.
  - **Ansia da imperfezione:** Qualsiasi imperfezione percepita genera un'intensa ansia che spinge a ripetere i comportamenti di riordinamento.
- **Rigidità e intolleranza all'incertezza:**
  - **Necessità di controllo:** I pazienti con "ordering" hanno un forte bisogno di controllare l'ambiente circostante per ridurre l'ansia legata all'incertezza e al caos.
  - **Pensieri intrusivi:** Spesso sono presenti pensieri intrusivi

legati alla paura che qualcosa di negativo possa accadere se gli oggetti non sono disposti in modo corretto.
- **Impatto sulla vita quotidiana:**
  - **Limitazioni funzionali:** Le compulsioni legate all'ordine possono limitare significativamente la capacità di svolgere attività quotidiane, come mangiare, dormire o lavorare.
  - **Isolamento sociale:** La paura del giudizio degli altri e la difficoltà a rispettare le esigenze degli altri possono portare all'isolamento sociale.
- **Comportamenti compensatori:**
  - **Conteggi e ripetizioni:** Oltre al riordinamento, i pazienti possono mettere in atto altri comportamenti compensatori, come contare, ripetere azioni o toccare gli oggetti in un ordine preciso.

Analisi approfondita del sottotipo "Forbidden Thoughts" (FT) del DOC:

- **Intensa sofferenza psicologica:**
  - **Dissonanza cognitiva:** I pensieri intrusivi sono in netto contrasto con i valori e le convinzioni dell'individuo, generando un forte senso di disagio e di conflitto interiore.
  - **Paura del giudizio:** La paura di essere giudicati negativamente, sia da sé stessi che dagli altri, intensifica la sofferenza.
- **Compulsioni covert:**
  - **Nature diverse:** Le compulsioni covert possono assumere diverse forme, come la mentalizzazione di frasi rassicuranti, la preghiera, l'evitamento di situazioni o stimoli scatenanti.
  - **Difficoltà a identificarle:** Essendo interne e non osservabili dall'esterno, le compulsioni covert possono essere difficili da identificare sia per il paziente che per il terapeuta.
- **Comorbilità con altri disturbi:**
  - **Disturbo di personalità evitante:** Spesso coesiste con il disturbo di personalità evitante, caratterizzato da un'intensa paura del giudizio e dal desiderio di evitare situazioni sociali.
  - **Depressione:** La presenza di pensieri intrusivi altamente

disturbanti può aumentare il rischio di sviluppare depressione.
- **Fattori scatenanti:**
    - **Stress:** Eventi stressanti possono intensificare la frequenza e l'intensità dei pensieri intrusivi.
    - **Uso di sostanze:** L'uso di sostanze psicoattive può aumentare la vulnerabilità a questo tipo di ossessioni.

Conclusioni

Le ossessioni FT rappresentano una forma particolarmente dolorosa e invalidante di DOC, caratterizzata da pensieri intrusivi altamente disturbanti e in contrasto con i valori personali. La comprensione dei meccanismi psicologici alla base di questo sottotipo è fondamentale per sviluppare interventi terapeutici efficaci.

Analisi approfondita del sottotipo "checking" del DOC

Il sottotipo "checking" è uno dei più comuni nel disturbo ossessivo compulsivo e si caratterizza per un'ansia pervasiva legata al dubbio di non aver eseguito correttamente determinate azioni.

Approfondimenti sul Sottotipo Checking

- **Ansia da responsabilità:**
    - **Paura delle conseguenze:** Alla base del checking c'è una paura esagerata delle conseguenze negative che potrebbero derivare da un'eventuale omissione.
    - **Senso di colpa anticipatorio:** I pazienti anticipano un senso di colpa intenso in caso di effettiva negligenza.
- **Circuito vizioso:**
    - **Rassicurazione illusoria:** I controlli, pur fornendo un temporaneo sollievo, non eliminano l'ansia e spesso portano a nuovi dubbi e a ulteriori controlli.
    - **Dipendenza dai rituali:** I comportamenti di checking diventano quasi obbligatori, ingabbiando il paziente in un circolo vizioso.
- **Impatto sulla vita quotidiana:**
    - **Limitazioni funzionali:** Il bisogno di controllare in modo ossessivo rallenta significativamente le attività quotidiane.
    - **Isolamento sociale:** La paura di essere giudicati può portare

all'evitamento di situazioni sociali.
- **Comorbilità:**
    - **Disturbo di panico:** Spesso coesiste con il disturbo di panico, con cui condivide alcune caratteristiche come l'ansia anticipatoria e l'evitamento.

Conclusioni

Il sottotipo "checking" è caratterizzato da un bisogno irrefrenabile di verificare ripetutamente di aver eseguito correttamente determinate azioni. Questa compulsione, pur fornendo un temporaneo sollievo, in realtà alimenta l'ansia e limita significativamente la qualità della vita.

La diffusione del disturbo ossessivo compulsivo e sulle sue possibili associazioni con altre patologie:

- **Fattori di rischio:** Oltre all'età e al sesso, altri fattori possono influenzare il rischio di sviluppare il DOC, come la genetica, l'esposizione a traumi infantili e lo stress.
- **Impatto sulla qualità della vita:** Il DOC ha un impatto significativo sulla qualità della vita dei pazienti, limitando le loro attività quotidiane, le relazioni sociali e il benessere psicologico.
- **Variabilità clinica:** È importante sottolineare che il DOC è un disturbo eterogeneo, con una grande variabilità nella presentazione clinica e nella gravità dei sintomi.
- **Trattamenti:** Le terapie cognitive-comportamentali, in particolare l'esposizione con prevenzione della risposta (ERP), sono considerate il trattamento di prima linea per il DOC. I farmaci, come gli inibitori selettivi della ricaptazione della serotonina (SSRI), possono essere utilizzati come supporto alla psicoterapia.

Possibili domande per approfondire l'argomento:

- **Quali sono le differenze tra il DOC a esordio precoce e quello a esordio tardivo?**
- **Come si differenzia il DOC dal disturbo ossessivo-compulsivo di personalità?**
- **Quali sono le prospettive a lungo termine per i pazienti con DOC?**
- **Come si può migliorare l'accesso alle cure per le persone con DOC?**

Altri aspetti interessanti da considerare:
- **Il ruolo della cultura:** Le manifestazioni del DOC possono variare a seconda della cultura di appartenenza.
- **Il DOC nei bambini e negli adolescenti:** Il DOC può manifestarsi anche in età infantile e adolescenziale, con caratteristiche cliniche e trattamenti specifici.
- **Le nuove frontiere della ricerca:** La ricerca scientifica sta esplorando nuovi approcci terapeutici, come la neuromodulazione e le terapie digitali.

Riepilogando i punti chiave:

- **Prevalenza:** 1,1-1,8% della popolazione
- **Esordio:** Solitamente intorno ai 19,5 anni, più precoce negli uomini
- **Decorso:** Cronico se non trattato
- **Comorbidità:** Alta con altri disturbi d'ansia, depressione, DOC di personalità e disturbo da tic
- **Trattamento:** Terapia cognitivo-comportamentale (ERP) e farmaci (SSRI)

Il modello cognitivo delle ossessioni: un approfondimento

Il modello cognitivo è uno dei più influenti nell'ambito della comprensione e del trattamento del Disturbo Ossessivo Compulsivo (DOC). Esso pone l'accento sul ruolo cruciale dei pensieri e delle interpretazioni che ne facciamo nel determinare l'insorgenza e il mantenimento delle ossessioni e delle compulsioni.

Come funziona il modello cognitivo?

- **Pensieri intrusivi:** Tutti noi abbiamo pensieri che possono apparire strani, sgradevoli o addirittura spaventosi. Nel DOC, questi pensieri diventano frequenti, intrusivi e particolarmente disturbanti.
- **Valutazioni catastrofiche:** Le persone con DOC tendono a interpretare questi pensieri in modo catastrofico, attribuendo loro un significato esagerato e minaccioso. Ad esempio, un pensiero di contaminazione può essere interpretato come un segno di una grave malattia.
- **Ansia e paura:** Queste valutazioni negative scatenano intense emozioni negative come ansia e paura.
- **Compulsioni:** Per ridurre l'ansia e la paura, le persone con DOC

mettono in atto comportamenti ripetitivi (compulsioni) che hanno lo scopo di neutralizzare il pensiero negativo o di prevenire l'evento temuto.
- **Rinforzo negativo:** Anche se temporaneamente, le compulsioni riducono l'ansia, rinforzando così il comportamento e mantenendo il circolo vizioso.

Esempi di valutazioni erronee comuni nel DOC

- **Pensare che un pensiero sia uguale a un'azione:** "Se penso di fare del male a qualcuno, significa che lo farò".
- **Sovrastimare la probabilità di un evento negativo:** "Se non controllo mille volte la porta, sicuramente entrerà un ladro".
- **Sottostimare la propria capacità di far fronte:** "Non riuscirò mai a tollerare questa ansia".

Limiti del modello cognitivo

- **Non spiega tutto:** Sebbene il modello cognitivo sia molto utile, non spiega completamente l'eziologia del DOC. Fattori biologici e genetici giocano sicuramente un ruolo importante.
- **Non considera le emozioni:** Sebbene l'ansia sia un elemento centrale, il modello cognitivo potrebbe sottovalutare il ruolo di altre emozioni, come la vergogna e il disgusto.

Implicazioni terapeutiche

La comprensione del modello cognitivo ha portato allo sviluppo di terapie altamente efficaci per il DOC, in particolare la **Terapia Cognitivo-Comportamentale (TCC).** La TCC si concentra sull'identificazione e la modifica dei pensieri disfunzionali, sulla riduzione dell'evitamento e sull'esposizione graduale alle situazioni temute.

In conclusione, il modello cognitivo offre una spiegazione chiara e comprensibile dei meccanismi psicologici alla base del DOC. Esso ha rivoluzionato il modo in cui comprendiamo e trattiamo questo disturbo, offrendo una speranza concreta per le persone che ne soffrono.

Approfondiamo il modello OCCWG (Obsessive-Compulsive Cognitions Working Group) per spiegare il ruolo dei fattori cognitivi nel DOC:

Intrusioni, valutazioni e supposizioni: un approfondimento

- **Intrusioni:** Come hai correttamente sottolineato, le intrusioni sono pensieri, immagini o impulsi che si presentano alla mente in modo ricorrente e involontario. Sono spesso vissuti come estranei al sé e generano ansia e disagio.
- **Valutazioni:** Il modo in cui l'individuo interpreta queste intrusioni è fondamentale. Le valutazioni negative, catastrofiche e irrealistiche sono alla base del mantenimento del DOC. Ad esempio, un pensiero di contaminazione può essere valutato come un segno inconfutabile di un pericolo imminente, portando a comportamenti compulsivi per neutralizzare la minaccia percepita.
- **Supposizioni:** Le supposizioni sono convinzioni profonde e radicate che l'individuo ha su sé stesso, sul mondo e sul futuro. Nel DOC, queste convinzioni possono includere l'idea di essere responsabili per la sicurezza propria e degli altri, la paura di perdere il controllo, o la convinzione che i pensieri possano trasformarsi in realtà.

Il ruolo delle supposizioni nel DOC

Le supposizioni giocano un ruolo cruciale nel mantenere il DOC. Alcune delle supposizioni più comuni includono:

- **Pensare è uguale a fare:** L'individuo crede che avere un pensiero sia come compiere un'azione. Ad esempio, pensare di fare del male a qualcuno può essere interpretato come un desiderio di compiere effettivamente quell'azione.
- **La responsabilità personale:** L'individuo si sente responsabile per prevenire eventi negativi, anche se sono al di fuori del suo controllo.
- **La necessità di certezza:** L'individuo ha bisogno di una certezza assoluta e non può tollerare l'ambiguità.
- **La perfezione:** L'individuo si impone standard di perfezione irrealistici e si sente in colpa se non li raggiunge.

Implicazioni terapeutiche del modello OCCWG

La comprensione di questi meccanismi cognitivi è fondamentale per lo sviluppo di interventi terapeutici efficaci. La terapia cognitivo-comportamentale (TCC), in particolare l'esposizione con prevenzione della risposta (ERP), si basa proprio sull'identificazione e la modifica di questi pensieri disfunzionali.

La TCC mira a:

- **Identificare:** Riconoscere e verbalizzare i pensieri automatici, le valutazioni e le supposizioni disfunzionali.
- **Sfatare:** Mettere in discussione la validità di questi pensieri attraverso la raccolta di prove a favore e contro.
- **Modificare:** Sostituire i pensieri disfunzionali con interpretazioni più realistiche e adattive.
- **Prevenire:** Prevenire la messa in atto delle compulsioni attraverso l'esposizione graduale alle situazioni temute.

In conclusione, il modello OCCWG offre un quadro completo e dettagliato dei processi cognitivi coinvolti nel DOC. La sua applicazione clinica ha portato allo sviluppo di trattamenti efficaci, migliorando significativamente la qualità di vita delle persone affette da questo disturbo.

Le sei distorsioni cognitive individuate dall'OCCWG offrono un quadro dettagliato dei meccanismi cognitivi alla base del Disturbo Ossessivo Compulsivo (DOC). Analizziamo più a fondo ciascuna di esse:

1. **Eccessivo senso di responsabilità:** Le persone con DOC tendono a sentirsi eccessivamente responsabili per prevenire eventi negativi, anche se sono al di fuori del loro controllo. Ad esempio, possono credere di essere responsabili per la salute dei loro cari e di dover fare tutto il possibile per proteggerli.
2. **Fusione pensiero-azione:** Questa distorsione consiste nel credere che pensare a qualcosa sia come farla. Ad esempio, pensare di fare del male a qualcuno può essere interpretato come un desiderio di compiere effettivamente quell'azione.
3. **Eccessiva importanza attribuita al controllo sui propri pensieri:** Le persone con DOC cercano di controllare i propri pensieri in modo ossessivo, credendo che possano prevenire eventi negativi. Questa convinzione è irrealistica e alimenta il circolo vizioso delle ossessioni e delle compulsioni.
4. **Sovrastima della minaccia:** Le persone con DOC tendono a sovrastimare la probabilità e la gravità delle conseguenze negative dei loro pensieri o azioni. Ad esempio, un pensiero di

contaminazione può essere interpretato come un segno inconfutabile di una grave malattia.
5. **Intoleranza all'incertezza (IU):** L'intolleranza all'incertezza è la difficoltà a tollerare situazioni ambigue o incerte. Le persone con DOC cercano di ridurre al minimo l'incertezza attraverso i loro comportamenti compulsivi.
6. **Perfezionismo:** Il perfezionismo si manifesta nella necessità di fare tutto alla perfezione. Le persone con DOC si impongono standard irrealistici e provano un'intensa ansia quando non riescono a raggiungerli.

L'interazione tra queste distorsioni:

È importante sottolineare che queste distorsioni cognitive spesso coesistono e si rafforzano a vicenda. Ad esempio, una persona con un alto livello di perfezionismo può sviluppare un'intolleranza all'incertezza riguardo alla correttezza delle proprie azioni, portando a comportamenti di controllo ripetitivi.

Implicazioni terapeutiche:

La comprensione di queste distorsioni cognitive è fondamentale per l'intervento terapeutico. La terapia cognitivo-comportamentale (TCC) si concentra proprio sull'identificazione e la modifica di questi pensieri disfunzionali. Attraverso esercizi specifici, il terapeuta aiuta il paziente a:

- **Identificare:** Riconoscere e verbalizzare i pensieri automatici, le valutazioni e le supposizioni disfunzionali.
- **Sfatare:** Mettere in discussione la validità di questi pensieri attraverso la raccolta di prove a favore e contro.
- **Modificare:** Sostituire i pensieri disfunzionali con interpretazioni più realistiche e adattive.

In conclusione, le distorsioni cognitive giocano un ruolo fondamentale nel mantenimento del DOC. La loro identificazione e modifica attraverso la TCC rappresenta un passo fondamentale verso il recupero.

Sono due le distorsioni cognitive più rilevanti nel Disturbo Ossessivo Compulsivo (DOC): l'eccessivo senso di responsabilità e la fusione pensiero-azione:

Eccessivo senso di responsabilità

- **Il peso del mondo sulle spalle:** Le persone con DOC tendono a sentirsi come se il mondo poggiasse sulle loro spalle. Credono che

se non faranno tutto il possibile per prevenire un evento negativo, questo accadrà sicuramente per colpa loro.
- **Il circolo vizioso dell'ansia:** Questo senso di responsabilità esagerato alimenta l'ansia, poiché l'individuo si preoccupa costantemente di ciò che potrebbe accadere. A sua volta, l'ansia intensifica la percezione di dover controllare ogni situazione.

Fusione pensiero-azione (TAF)

- **Moral TAF:** Questa forma di TAF è particolarmente angosciante per le persone con DOC. Credere che pensare a qualcosa di negativo sia moralmente equivalente a farla può portare a sensi di colpa intensi e a comportamenti compulsivi volti a "purificarsi".
- **Probabilistic TAF:** Questa forma di TAF riguarda la convinzione che pensare a un evento negativo aumenti la probabilità che si verifichi. Ad esempio, pensare a un incendio può far credere alla persona che sia più probabile che la sua casa prenda fuoco.

Esempi concreti:

- **Eccessivo senso di responsabilità:** Una persona con DOC potrebbe sentirsi responsabile per la sicurezza di tutti i membri della sua famiglia e controllare ripetutamente gli elettrodomestici per evitare incendi.
- **Moral TAF:** Una persona religiosa con DOC potrebbe provare un intenso senso di colpa per aver avuto un pensiero blasfemo e cercare di "cancellare" questo pensiero attraverso preghiere o rituali.
- **Probabilistic TAF:** Una persona con DOC potrebbe evitare di pensare a malattie infettive perché teme che ciò possa aumentare le sue probabilità di ammalarsi.

Come la TCC affronta queste distorsioni:

La terapia cognitivo-comportamentale (TCC) si concentra su diverse strategie per modificare queste convinzioni disfunzionali:

- **Identificazione:** Il terapeuta aiuta il paziente a identificare e verbalizzare i pensieri automatici, le valutazioni e le supposizioni disfunzionali legate all'eccessivo senso di responsabilità e alla TAF.
- **Sfida:** Il terapeuta aiuta il paziente a mettere in discussione la validità di questi pensieri attraverso la raccolta di prove a favore e contro.
- **Ristrutturazione cognitiva:** Il terapeuta aiuta il paziente a

sviluppare interpretazioni alternative, più realistiche e adattive, degli eventi e dei propri pensieri.
- **Esposizione con prevenzione della risposta:** Il paziente è esposto gradualmente alle situazioni temute e impedito di mettere in atto le compulsioni, sfidando così le proprie paure e imparando a tollerare l'incertezza.

In conclusione, l'eccessivo senso di responsabilità e la fusione pensiero-azione sono due meccanismi cognitivi chiave nel DOC. Comprendere queste distorsioni è fondamentale per sviluppare interventi terapeutici efficaci.

Le due ulteriori distorsioni cognitive tipiche del Disturbo Ossessivo Compulsivo (DOC):

La ricerca del controllo totale

- **Illusione di controllo:** Le persone con DOC spesso credono di poter controllare i propri pensieri e le emozioni in modo completo. Questa illusione è irrealistica e alimenta un circolo vizioso: più si cerca di controllare i pensieri, più essi diventano intrusivi e resistenti.
- **Preoccupazione per la perdita di controllo:** La paura di perdere il controllo è un motore potente nel DOC. L'individuo teme che se non riesce a controllare i propri pensieri, questi potrebbero tradursi in azioni impulsive e pericolose.
- **Monitoraggio costante:** Per mantenere il controllo, le persone con DOC monitorano costantemente i propri pensieri. Questo monitoraggio, però, paradossalmente, aumenta la frequenza e l'intensità delle ossessioni.

La sovrastima della minaccia

- **Catastrofizzazione:** Le persone con DOC tendono a ingigantire le conseguenze negative dei loro pensieri e delle situazioni temute. Ad esempio, un pensiero di contaminazione può essere interpretato come un segno inconfutabile di una grave malattia.
- **Pensiero dicotomico:** Spesso si adotta un pensiero dicotomico, ovvero si tende a vedere le cose in termini di tutto o niente. Ad esempio, se si ha un pensiero impuro, si può credere di essere una persona cattiva.

L'interazione tra le due distorsioni:

- **La ricerca del controllo come tentativo di prevenire la minaccia:** Le persone con DOC cercano di controllare i propri pensieri per prevenire gli eventi catastrofici che temono.
- **La sovrastima della minaccia come giustificazione della ricerca del controllo:** La percezione di una minaccia imminente rafforza la convinzione di dover esercitare un controllo totale sui propri pensieri.

Implicazioni terapeutiche: La TCC si concentra su diverse strategie per modificare queste distorsioni cognitive:

- **Educazione:** Il terapeuta spiega al paziente i meccanismi cognitivi alla base del DOC e l'importanza di sfidare i propri pensieri disfunzionali.
- **Esperimenti comportamentali:** Il paziente è incoraggiato a mettere alla prova le proprie convinzioni attraverso esperimenti comportamentali. Ad esempio, può essere chiesto di non lavarsi le mani per un periodo di tempo determinato per verificare se accade qualcosa di negativo.
- **Ristrutturazione cognitiva:** Il terapeuta aiuta il paziente a sviluppare interpretazioni alternative, più realistiche e adattive, degli eventi e dei propri pensieri.

In conclusione, la ricerca del controllo totale e la sovrastima della minaccia sono due distorsioni cognitive fondamentali nel DOC. Comprendere e modificare queste convinzioni è essenziale per il successo della terapia.

Hai approfondito in modo esaustivo le ultime due distorsioni cognitive tipiche del Disturbo Ossessivo Compulsivo (DOC): l'intolleranza all'incertezza (IU) e il perfezionismo.

Riassumiamo e approfondiamo ulteriormente questi concetti:

Intolleranza all'incertezza (IU)

- **Paura dell'ignoto:** Le persone con DOC, a causa dell'IU, provano un'intensa paura di fronte a situazioni ambigue o incerte. Questa paura li spinge a cercare certezze assolute, spesso attraverso comportamenti compulsivi.
- **Difficoltà decisionali:** L'IU si traduce in difficoltà a prendere decisioni, anche su questioni banali. La paura di prendere la decisione "sbagliata" può paralizzare l'individuo.
- **Ruolo nel DOC:** L'IU è strettamente legata alle compulsioni di

checking, poiché la persona cerca di ottenere una conferma assoluta che tutto sia in ordine e sicuro.

Perfezionismo
- **Standard irrealistici:** Le persone con DOC si impongono standard di perfezione estremamente elevati, che sono spesso irraggiungibili.
- **Paura dell'errore:** La paura di commettere un errore è intensa e paralizzante. L'individuo crede che un errore sia un segno di fallimento personale.
- **Ruolo nei sottotipi checking e washing:**
    - **Checking:** Il perfezionismo spinge a controllare ripetutamente che tutto sia al suo posto e sicuro, per evitare qualsiasi possibilità di errore.
    - **Washing:** La necessità di una pulizia impeccabile è legata al perfezionismo, poiché la persona cerca di eliminare ogni traccia di contaminazione.

L'interazione tra le diverse distorsioni cognitive: Tutte le distorsioni cognitive che abbiamo analizzato (eccessivo senso di responsabilità, fusione pensiero-azione, ricerca del controllo totale, sovrastima della minaccia, IU e perfezionismo) sono interconnesse e si rafforzano a vicenda. Ad esempio, una persona con un alto livello di perfezionismo può sviluppare un'intensa paura di commettere errori, che a sua volta alimenta l'intolleranza all'incertezza e la necessità di controllare ogni dettaglio.

Implicazioni terapeutiche: La TCC si concentra su diverse strategie per modificare queste distorsioni cognitive:
- **Educazione:** Il terapeuta spiega al paziente i meccanismi cognitivi alla base del DOC e l'importanza di sfidare i propri pensieri disfunzionali.
- **Esperimenti comportamentali:** Il paziente è incoraggiato a mettere alla prova le proprie convinzioni attraverso esperimenti comportamentali. Ad esempio, può essere chiesto di tollerare un certo grado di incertezza o di accettare che le cose non siano perfette.
- **Ristrutturazione cognitiva:** Il terapeuta aiuta il paziente a sviluppare interpretazioni alternative, più realistiche e adattive, degli eventi e dei propri pensieri.
- **Gestire l'ansia:** Vengono insegnate tecniche di rilassamento e di gestione dell'ansia per ridurre il disagio associato all'incertezza e al

perfezionismo.

In conclusione: L'intolleranza all'incertezza e il perfezionismo sono due aspetti fondamentali del DOC. Comprendere queste distorsioni cognitive è essenziale per sviluppare interventi terapeutici efficaci e personalizzati.

La riduzione delle distorsioni cognitive a tre fattori principali rappresenta un passo avanti significativo nella comprensione del Disturbo Ossessivo Compulsivo (DOC). Analizziamo più a fondo questi tre fattori:

1. **Valutazione di Responsabilità/Minaccia:**
   - **Descrizione:** Questo fattore riflette la tendenza a sentirsi eccessivamente responsabili per eventi negativi e a sovrastimare la minaccia rappresentata da pensieri intrusivi.
   - **Legame con le ossessioni:** È fortemente correlato a ossessioni di danno (paura di fare del male a sé stessi o agli altri) e di contaminazione (paura di essere contaminati da germi o sostanze pericolose).
   - **Esempi:** Credere di essere responsabile della salute dei propri cari, temere di causare un incidente stradale, preoccuparsi di contrarre malattie infettive.
2. **Perfezionismo/Certezza:**
   - **Descrizione:** Questo fattore riflette la necessità di avere tutto sotto controllo e di raggiungere la perfezione in ogni cosa.
   - **Legame con le ossessioni:** È fortemente correlato a ossessioni di simmetria e ordine (necessità di allineare gli oggetti in modo preciso), di controllo ripetitivo (bisogno di controllare ripetutamente le cose) e di dubbio (preoccupazione di aver commesso errori).
   - **Esempi:** Sentire il bisogno di allineare i libri sulla libreria in modo preciso, controllare ripetutamente di aver chiuso la porta, dubitare di aver spento il gas.
3. **Importanza/Controllo dei pensieri:**
   - **Descrizione:** Questo fattore riflette l'importanza attribuita ai propri pensieri e la convinzione di doverli controllare in modo ossessivo.
   - **Legame con le ossessioni:** È correlato a tutti i tipi di ossessioni, poiché la convinzione che i pensieri possano causare danni o essere moralmente sbagliati è alla base del

DOC.
- **Esempi:** Credere che pensare a qualcosa di negativo possa far accadere quell'evento, provare un senso di colpa intenso per avere pensieri intrusivi.

In conclusione, questa nuova classificazione dei fattori cognitivi nel DOC offre una prospettiva più chiara e completa sulla natura di questo disturbo. Comprendere i meccanismi cognitivi alla base del DOC è fondamentale per lo sviluppo di interventi terapeutici sempre più efficaci.

L'approfondimento di Salkovskis e collaboratori sul senso di responsabilità nel Disturbo Ossessivo Compulsivo (DOC) offre un'interessante prospettiva sull'origine e lo sviluppo di questa caratteristica così marcata nei pazienti. Riassumiamo e approfondiamo i punti chiave:

- **Senso di responsabilità e DOC:** Come hai correttamente sottolineato, il senso di responsabilità eccessivo è un elemento centrale nel DOC. I pazienti sentono un peso enorme sulle spalle, temendo di essere responsabili per eventi negativi che potrebbero accadere a loro stessi o agli altri.
- **Omissioni e perdita di controllo:** La preoccupazione non si limita solo a ciò che si è fatto, ma si estende anche a ciò che si potrebbe non fare o a ciò che si potrebbe fare per errore. La paura di perdere il controllo sul proprio comportamento alimenta ulteriormente l'ansia e le compulsioni.
- **Origini infantili:** Salkovskis e collaboratori hanno evidenziato come le esperienze infantili e adolescenziali possano giocare un ruolo cruciale nello sviluppo di questo eccessivo senso di responsabilità.
  - **Eccessivo incoraggiamento:** Quando i bambini sono incoraggiati in modo eccessivo ad assumere responsabilità, possono interiorizzare l'idea che siano sempre responsabili di ciò che accade.
  - **Regole rigide:** Un ambiente familiare caratterizzato da regole molto rigide può portare il bambino a sviluppare la convinzione che ogni errore abbia conseguenze gravi.
  - **Iperprotettività:** Un'iperprotezione eccessiva può impedire al bambino di sviluppare le proprie capacità di affrontare le difficoltà e di tollerare l'incertezza.
  - **Traumi:** Eventi traumatici, come perdite o abusi, possono

lasciare una profonda impronta sul senso di responsabilità del bambino, che potrebbe sentirsi in colpa per ciò che è accaduto.
- za.

In conclusione: L'eccessivo senso di responsabilità è un elemento fondamentale nel DOC, e le sue origini sono spesso radicate nelle esperienze infantili. Comprendere questo legame è essenziale per sviluppare interventi terapeutici efficaci e personalizzati.

Un aspetto fondamentale dell'eccessivo senso di responsabilità nel Disturbo Ossessivo Compulsivo (DOC): l'impatto delle esperienze infantili.

Approfondiamo questo punto:

- **Il ruolo di caregiver:** Come hai giustamente evidenziato, essere costretti ad assumere precocemente ruoli di cura può avere un impatto profondo sullo sviluppo del senso di responsabilità. Questi individui imparano a dare priorità ai bisogni degli altri, spesso a discapito dei propri.
- **Il peso della colpa:** Se un bambino viene utilizzato come "capro espiatorio", può interiorizzare la convinzione di essere responsabile dei problemi familiari e di dover fare di tutto per evitarli. Questo senso di colpa può persistere nell'età adulta e contribuire allo sviluppo del DOC.
- **Il circolo vizioso:** L'assunzione precoce di responsabilità può portare a uno stile di attaccamento insicuro, caratterizzato da paura dell'abbandono e bisogno di controllo. Questi fattori, a loro volta, possono aumentare la vulnerabilità allo sviluppo del DOC.

L'esempio della paziente è illuminante: Il caso della paziente che ha dovuto assumere il ruolo di caregiver fin dall'infanzia è un esempio classico di come le esperienze infantili possano influenzare lo sviluppo del DOC. Questa ragazza ha imparato a dare priorità ai bisogni degli altri e a sentirsi responsabile del loro benessere. In età adulta, questa dinamica può tradursi in un senso di responsabilità eccessivo e in una paura costante di non essere all'altezza.

Altre possibili origini: Oltre alle esperienze di cura precoce, altri fattori possono contribuire allo sviluppo di un eccessivo senso di responsabilità:

- **Personalità preesistente:** Alcuni individui hanno una

predisposizione genetica o temperamentale a sentirsi più responsabili degli altri.
- **Eventi traumatici:** Eventi traumatici vissuti nell'infanzia o nell'adolescenza possono aumentare il senso di colpa e la percezione di essere responsabili di ciò che è accaduto.
- **Modelli genitoriali:** Osservare genitori eccessivamente responsabili o perfezionisti può influenzare lo sviluppo di questi tratti nei figli.

Implicazioni terapeutiche: Comprendere le origini dell'eccessivo senso di responsabilità è fondamentale per progettare un intervento terapeutico efficace. La terapia può aiutare i pazienti a:

- **Identificare** le esperienze infantili che hanno contribuito allo sviluppo di questo senso di responsabilità.
- **Sfatare** le convinzioni disfunzionali legate alla responsabilità.
- **Sviluppare** strategie per gestire l'ansia e ridurre la paura del giudizio.
- **Migliorare** le proprie capacità di assertività e di dire "no".

In conclusione: L'eccessivo senso di responsabilità nel DOC è spesso il risultato di una complessa interazione tra fattori genetici, ambientali e psicologici. Comprendere le origini di questo problema è fondamentale per aiutare i pazienti a superare le loro difficoltà.

Un aspetto fondamentale dell'eccessivo senso di responsabilità nel Disturbo Ossessivo Compulsivo (DOC): l'impatto delle esperienze infantili. Approfondiamo questo punto:

- **Il ruolo di caregiver:** Come hai giustamente evidenziato, essere costretti ad assumere precocemente ruoli di cura può avere un impatto profondo sullo sviluppo del senso di responsabilità. Questi individui imparano a dare priorità ai bisogni degli altri, spesso a discapito dei propri.
- **Il peso della colpa:** Se un bambino viene utilizzato come "capro espiatorio", può interiorizzare la convinzione di essere responsabile dei problemi familiari e di dover fare di tutto per evitarli. Questo senso di colpa può persistere nell'età adulta e contribuire allo sviluppo del DOC.
- **Il circolo vizioso:** L'assunzione precoce di responsabilità può portare a uno stile di attaccamento insicuro, caratterizzato da paura dell'abbandono e bisogno di controllo. Questi fattori, a loro volta, possono aumentare la vulnerabilità allo sviluppo del DOC.

L'esempio della paziente è illuminante: Il caso della paziente che ha dovuto assumere il ruolo di caregiver fin dall'infanzia è un esempio classico di come le esperienze infantili possano influenzare lo sviluppo del DOC. Questa ragazza ha imparato a dare priorità ai bisogni degli altri e a sentirsi responsabile del loro benessere. In età adulta, questa dinamica può tradursi in un senso di responsabilità eccessivo e in una paura costante di non essere all'altezza.

Altre possibili origini: Oltre alle esperienze di cura precoce, altri fattori possono contribuire allo sviluppo di un eccessivo senso di responsabilità:

- **Personalità preesistente:** Alcuni individui hanno una predisposizione genetica o temperamentale a sentirsi più responsabili degli altri.
- **Eventi traumatici:** Eventi traumatici vissuti nell'infanzia o nell'adolescenza possono aumentare il senso di colpa e la percezione di essere responsabili di ciò che è accaduto.
- **Modelli genitoriali:** Osservare genitori eccessivamente responsabili o perfezionisti può influenzare lo sviluppo di questi tratti nei figli.

Implicazioni terapeutiche: Comprendere le origini dell'eccessivo senso di responsabilità è fondamentale per progettare un intervento terapeutico efficace. La terapia può aiutare i pazienti a:

- **Identificare** le esperienze infantili che hanno contribuito allo sviluppo di questo senso di responsabilità.
- **Sfatare** le convinzioni disfunzionali legate alla responsabilità.
- **Sviluppare** strategie per gestire l'ansia e ridurre la paura del giudizio.
- **Migliorare** le proprie capacità di assertività e di dire "no".

In conclusione: L'eccessivo senso di responsabilità nel DOC è spesso il risultato di una complessa interazione tra fattori genetici, ambientali e psicologici. Comprendere le origini di questo problema è fondamentale per aiutare i pazienti a superare le loro difficoltà.

Un aspetto cruciale dell'eccessivo senso di responsabilità nel Disturbo Ossessivo Compulsivo (DOC): l'influenza delle istituzioni e delle regole rigide. Riassumiamo e ampliamo:

- **Il ruolo delle istituzioni:** Istituzioni come scuole e religioni, con le loro regole e sistemi di valori, possono contribuire allo sviluppo di un eccessivo senso di responsabilità. L'enfasi sulla colpa, sulla punizione e sulla necessità di conformarsi a standard rigidi può

interiorizzarsi e portare a un'iper-responsabilizzazione.
- **Fusione pensiero-azione e religione:** L'esempio della paziente cattolica è illuminante. La credenza nella transustanziazione, unita a un senso di colpa per i pensieri "impuri", ha portato alla formazione di una fusione pensiero-azione patologica. Questo esempio sottolinea come credenze religiose molto radicate possano interagire con le vulnerabilità individuali, favorendo lo sviluppo di ossessioni.
- **Cultura e ossessioni:** Le ossessioni legate a tematiche religiose non sono un fenomeno esclusivo di una singola cultura. Sia nel cristianesimo, sia nell'islam e nell'ebraismo, si possono trovare esempi di ossessioni legate a concetti di purezza, peccato e divinità.

Altri fattori che possono interagire con le regole rigide:
- **Personalità autoritaria:** Individui con una personalità autoritaria possono essere più suscettibili all'influenza di regole rigide e a sviluppare un senso di responsabilità eccessivo.
- **Bassa autostima:** Una bassa autostima può portare a cercare approvazione attraverso la conformità alle regole e la perfezione.
- **Paura del giudizio:** La paura di essere giudicati negativamente dagli altri può rafforzare la tendenza a seguire regole rigide e a sentirsi responsabili di ogni errore.

Implicazioni terapeutiche: La terapia cognitivo-comportamentale può aiutare i pazienti a:
- **Identificare** le credenze religiose o morali che contribuiscono alle loro ossessioni.
- **Sfatare** le convinzioni disfunzionali legate alla colpa e alla punizione.
- **Sviluppare** una visione più flessibile delle regole e dei valori.
- **Imparare** a tollerare l'incertezza e a accettare i propri limiti.

In conclusione: Le regole rigide e i sistemi di valori imposti da istituzioni come la scuola e la religione possono giocare un ruolo importante nello sviluppo del DOC. Comprendere l'interazione tra fattori culturali e individuali è fondamentale per progettare interventi terapeutici efficaci.

L'iperprotettività genitoriale è un altro fattore cruciale nello sviluppo di un eccessivo senso di responsabilità e, di conseguenza, nel favorire l'insorgenza del Disturbo Ossessivo

Compulsivo (DOC). Approfondiamo questo punto:

- **Bassa autoefficacia e paura del mondo esterno:** I bambini cresciuti in ambienti iperprotettivi tendono a sviluppare una bassa percezione delle proprie capacità di affrontare le sfide della vita. Questo li porta a sovrastimare i pericoli del mondo esterno e a dipendere eccessivamente dalle figure genitoriali.
- **Difficoltà nell'autonomia:** L'incapacità di sviluppare una vita autonoma è una conseguenza diretta dell'iperprotettività. Questi individui possono sperimentare difficoltà nelle relazioni interpersonali, nel lavoro e nella gestione delle responsabilità quotidiane.
- **Il caso clinico:** L'esempio della paziente che è tornata a vivere con la famiglia d'origine dopo solo sei mesi di matrimonio è molto significativo. Questa scelta riflette l'incapacità di affrontare le sfide della vita coniugale e la difficoltà a separarsi dalla figura materna.

Altri fattori correlati all'iperprotettività:

- **Ansia da separazione:** I bambini cresciuti in ambienti iperprotettivi possono sviluppare un'ansia da separazione particolarmente intensa, che può persistere anche in età adulta.
- **Perfezionismo:** L'iperprotettività può favorire lo sviluppo di un perfezionismo eccessivo, poiché i genitori trasmettono l'idea che ogni errore sia inaccettabile.
- **Dipendenza emotiva:** Questi individui possono sviluppare una dipendenza emotiva dai genitori, cercando costantemente la loro approvazione e il loro sostegno.

Implicazioni terapeutiche: La terapia cognitivo-comportamentale può aiutare i pazienti a:

- **Identificare** le modalità di interazione con i genitori che hanno contribuito allo sviluppo della loro bassa autoefficacia.
- **Sfatare** le convinzioni disfunzionali legate alla propria incapacità.
- **Sviluppare** strategie per affrontare le sfide della vita quotidiana in modo più autonomo.
- **Migliorare** le proprie capacità relazionali.

In conclusione: L'iperprotettività genitoriale è un fattore di rischio importante per lo sviluppo del DOC. Comprendere come le esperienze infantili influenzano la vulnerabilità individuale è fondamentale per progettare interventi terapeutici efficaci.

Un punto cruciale riguardo alle origini dell'eccessivo senso di responsabilità nel Disturbo Ossessivo Compulsivo (DOC): l'impatto

delle esperienze traumatiche reali o percepite. Approfondiamo questi punti:

- **Eventi catastrofici reali:** Quando un individuo ha causato un danno grave o ha commesso un errore con conseguenze catastrofiche, è comprensibile che possa sviluppare un senso di colpa e di responsabilità eccessivi. Questi eventi traumatici possono lasciare un'impronta indelebile sulla psiche, portando a una paura ossessiva di ripetere l'errore.
- **Near-miss:** Anche gli eventi che avrebbero potuto avere conseguenze disastrose, ma che per puro caso sono stati evitati, possono avere un impatto significativo. La percezione di aver "sfiorato il disastro" può generare un senso di colpa e di responsabilità eccessivi, portando la persona a credere di aver avuto un ruolo causale nell'evento.
- **Coincidenze traumatiche:** A volte, gli eventi traumatici non sono direttamente collegati al comportamento dell'individuo. Tuttavia, se un bambino immagina un evento negativo e poco dopo questo si verifica, può sviluppare la convinzione di aver causato l'evento con i propri pensieri. Questo meccanismo è noto come "fusione pensiero-azione" ed è tipico del DOC.

Perché questi eventi sono così importanti? Queste esperienze traumatiche possono:

- **Rafforzare** le convinzioni disfunzionali legate alla responsabilità.
- **Aumentare** la paura di perdere il controllo.
- **Favorire** lo sviluppo di rituali compulsivi volti a prevenire futuri disastri.

Implicazioni terapeutiche: La terapia cognitivo-comportamentale può aiutare i pazienti a:

- **Identificare** gli eventi traumatici che hanno contribuito allo sviluppo del loro senso di responsabilità.
- **Sfatare** le convinzioni disfunzionali legate alla causalità.
- **Sviluppare** strategie per gestire l'ansia e ridurre la paura di ripetere gli errori.
- **Imparare** a distinguere tra pensieri e azioni.

In conclusione: Le esperienze traumatiche, sia reali che percepite, possono giocare un ruolo importante nello sviluppo del DOC. Comprendere come questi eventi influenzano la psiche è fondamentale per progettare interventi terapeutici efficaci.

Ottima introduzione al modello comportamentale delle compulsioni nel DOC!

Hai correttamente inquadrato il ruolo del condizionamento operante nell'insorgenza e nel mantenimento dei comportamenti compulsivi nel Disturbo Ossessivo Compulsivo (DOC).

Approfondiamo alcuni aspetti chiave:

Applicazione del condizionamento operante al DOC

- **Rinforzo negativo:** Nel DOC, le compulsioni agiscono spesso come un meccanismo di rinforzo negativo. Il soggetto, tormentato da pensieri intrusivi (ossessioni) che generano ansia e disagio, mette in atto comportamenti compulsivi (come lavarsi le mani ripetutamente) per ridurre temporaneamente questa tensione. In questo modo, il comportamento compulsivo viene rinforzato negativamente, poiché permette di "sfuggire" a uno stato emotivo negativo.
- **Generalizzazione dello stimolo:** Spesso, le compulsioni vengono generalizzate a situazioni simili, anche se non necessariamente innescano la stessa intensità di ansia. Ad esempio, una persona che ha sviluppato una compulsione a controllare ripetutamente di aver chiuso la porta potrebbe estendere questo comportamento a tutti gli oggetti che ritiene importanti.
- **Rinforzo positivo:** Sebbene meno frequente, anche il rinforzo positivo può giocare un ruolo. Ad esempio, un individuo potrebbe ricevere attenzioni o rassicurazioni dagli altri quando esegue i suoi rituali, aumentando così la probabilità di ripeterli.

Limiti del modello comportamentale

- **Insufficienza per spiegare l'origine delle ossessioni:** Il condizionamento operante spiega bene il mantenimento delle compulsioni, ma non è in grado di spiegare completamente l'origine dei pensieri ossessivi.
- **Ruolo dei fattori cognitivi:** Il modello cognitivo del DOC sottolinea l'importanza delle interpretazioni cognitive che l'individuo dà ai propri pensieri intrusivi. Queste interpretazioni, spesso distorte e catastrofiche, contribuiscono a mantenere e intensificare l'ansia.
- **Interazione con altri fattori:** Il DOC è un disturbo complesso, influenzato da una molteplicità di fattori, tra cui genetici,

neurobiologici e psicologici. Il condizionamento operante è solo uno dei meccanismi coinvolti.

Integrazione dei modelli

Un approccio integrato, che combina elementi del modello comportamentale e del modello cognitivo, offre una spiegazione più completa del DOC.

Il modello cognitivo-comportamentale (CBT) è attualmente il trattamento di elezione per il DOC. La CBT si basa sull'idea che pensieri, emozioni e comportamenti siano interconnessi e che modificando uno di questi elementi sia possibile influenzare gli altri.

Le tecniche utilizzate nella CBT per il DOC includono:

- **Esposizione con prevenzione della risposta:** Il paziente è esposto gradualmente alle situazioni che scatenano l'ansia, ma viene impedito di mettere in atto le compulsioni. In questo modo, l'individuo impara che i pensieri ossessivi non sono pericolosi e che l'ansia diminuisce spontaneamente.
- **Ristrutturazione cognitiva:** Il terapeuta aiuta il paziente a identificare e modificare le interpretazioni distorte dei propri pensieri.
- **Tecniche di rilassamento:** Queste tecniche aiutano il paziente a gestire l'ansia e a ridurre la tensione muscolare.

In conclusione:

Il modello comportamentale, in particolare il condizionamento operante, fornisce una spiegazione importante del mantenimento delle compulsioni nel DOC. Tuttavia, per comprendere appieno la complessità di questo disturbo è necessario integrare questo modello con altri approcci, come il modello cognitivo. La terapia cognitivo-comportamentale, che si basa su questa integrazione, si è dimostrata efficace nel trattamento del DOC.

Il meccanismo che mantiene nel tempo le compulsioni nel Disturbo Ossessivo Compulsivo (DOC):

- **Ansia anticipatoria:** Spesso, i pazienti con DOC anticipano con ansia l'insorgenza dei pensieri ossessivi, attivando un circolo vizioso che li porta a mettere in atto le compulsioni in modo preventivo.
- **Rassicurazioni:** Oltre al comportamento compulsivo vero e proprio, i pazienti possono cercare rassicurazioni dagli altri per ridurre l'ansia. Tuttavia, queste rassicurazioni, pur fornendo un

sollievo temporaneo, finiscono per rafforzare la convinzione che i pensieri ossessivi siano pericolosi e debbano essere neutralizzati.
- **Evitamento:** Alcune persone con DOC evitano situazioni o oggetti che potrebbero innescare pensieri ossessivi, cercando di ridurre al minimo l'ansia. Anche l'evitamento, come le compulsioni, fornisce un rinforzo negativo temporaneo, ma a lungo termine peggiora la sintomatologia.
- **Ruolo delle emozioni:** Oltre all'ansia, i pensieri ossessivi possono suscitare altre emozioni negative, come la colpa, il disgusto o la vergogna. Le compulsioni rappresentano un tentativo di gestire queste emozioni complesse.

Perché le compulsioni sono una strategia disfunzionale?
- **Effetto boomerang:** Nel lungo termine, le compulsioni non fanno altro che aumentare l'ansia, poiché il paziente diventa sempre più dipendente da esse per controllare i propri pensieri.
- **Limitazione della vita:** Le compulsioni possono interferire in modo significativo con le attività quotidiane, le relazioni sociali e la qualità della vita.
- **Rischio di comorbidità:** Il DOC è spesso associato ad altri disturbi mentali, come la depressione e i disturbi d'ansia, che possono aggravare la sintomatologia.

Il ruolo della terapia cognitivo-comportamentale (CBT):

La CBT è il trattamento di elezione per il DOC. Attraverso tecniche come l'esposizione con prevenzione della risposta e la ristrutturazione cognitiva, la terapia aiuta i pazienti a:
- **Affrontare** i pensieri ossessivi senza mettere in atto le compulsioni.
- **Modificare** le convinzioni disfunzionali legate ai pensieri ossessivi.
- **Sviluppare** strategie per gestire l'ansia e migliorare la qualità della vita.

In conclusione:

Il meccanismo del rinforzo negativo gioca un ruolo fondamentale nel mantenimento delle compulsioni nel DOC. Comprendere questo processo è essenziale per progettare interventi terapeutici efficaci.

Un aspetto fondamentale del Disturbo Ossessivo Compulsivo (DOC): l'influenza dei fattori cognitivi, in particolare dei "self-themes" o schemi di sé. Approfondiamo questo punto:
- **Self-themes e DOC:** I pazienti con DOC tendono ad avere schemi

di sé rigidi e perfezionistici. Questi schemi li portano a percepirsi come responsabili di eventuali disastri e a credere che i loro pensieri possano causare del male a sé stessi o agli altri.
- **Interpretazioni distorte dei pensieri intrusivi:** Quando un paziente con DOC ha un pensiero intrusivo, tende a interpretarlo come una conferma delle sue paure più profonde, come se questo pensiero rivelasse una parte oscura e inaccettabile di sé. Questa interpretazione distorta alimenta l'ansia e spinge il soggetto a mettere in atto comportamenti compulsivi per neutralizzare il pensiero e proteggere la propria immagine di sé.
- **Fusione pensiero-azione:** Nel DOC, c'è spesso una fusione tra pensiero e azione. Il paziente crede che avere un pensiero sia come compiere un'azione, e che quindi il pensiero possa causare conseguenze nel mondo reale. Questa convinzione rafforza la necessità di neutralizzare i pensieri attraverso le compulsioni.

Esempi di self-themes nel DOC:

- **Perfezionismo:** Il paziente crede di dover essere perfetto in tutto ciò che fa e di non poter commettere errori.
- **Responsabilità eccessiva:** Il paziente si sente responsabile del benessere degli altri e crede di poter prevenire disastri attraverso i propri comportamenti.
- **Paura della contaminazione:** Il paziente teme di essere contaminato da germi o sostanze pericolose e di poter contaminare gli altri.

Implicazioni terapeutiche:

La terapia cognitivo-comportamentale (CBT) si concentra proprio sulla modifica di questi schemi di sé distorti. Il terapeuta aiuta il paziente a:

- **Identificare** i pensieri automatici negativi e le convinzioni disfunzionali.
- **Sfatare** queste convinzioni attraverso la raccolta di prove contrarie.
- **Sviluppare** una visione più realistica di sé e dei propri pensieri.

In conclusione:

I self-themes giocano un ruolo cruciale nel mantenimento del DOC. Comprendere come questi schemi influenzano l'interpretazione dei pensieri intrusivi è fondamentale per progettare interventi terapeutici efficaci.

Il sé temuto e il DOC

Il sé temuto rappresenta quella parte di noi che vorremmo evitare a tutti i costi, quella che incarna le nostre paure più profonde e le caratteristiche che consideriamo inaccettabili. Nel contesto del DOC, il sé temuto può assumere diverse forme:

- **Essere una persona contaminata:** Il paziente teme di diventare una minaccia per sé stesso o per gli altri a causa di una contaminazione.
- **Essere responsabili di un disastro:** Il paziente teme di causare danni irreparabili a sé o agli altri attraverso le proprie azioni o omissioni.
- **Essere una persona immorale:** Il paziente teme di avere pensieri o impulsi immorali e di agire di conseguenza.

Quando un pensiero ossessivo emerge, il paziente con DOC lo interpreta come una conferma del suo sé temuto. Ad esempio, se una persona teme di essere un assassino, il pensiero di far del male a qualcuno verrà interpretato come una prova della propria pericolosità. Questa interpretazione distorta alimenta l'ansia e spinge il soggetto a mettere in atto comportamenti compulsivi per allontanare questa minaccia percepita.

Il ruolo del sé temuto nella genesi e nel mantenimento del DOC

Il sé temuto, insieme agli altri componenti del sé (reale, ideale e imperativo), contribuisce a creare una discrepanza interna che genera disagio emotivo. Nel caso del DOC, questa discrepanza è particolarmente accentuata, poiché il paziente percepisce un abisso tra il sé reale (che è percepito come contaminato, pericoloso o immorale) e il sé ideale (che è puro, sicuro e moralmente impeccabile).

Implicazioni terapeutiche

La terapia cognitivo-comportamentale (CBT) per il DOC si concentra proprio sulla modifica di questi schemi di sé distorti. Il terapeuta aiuta il paziente a:

- **Identificare** il sé temuto e le convinzioni ad esso associate.
- **Sfatare** queste convinzioni attraverso la raccolta di prove contrarie e la ristrutturazione cognitiva.
- **Accettare** l'incertezza e la presenza di pensieri intrusivi senza cercare di eliminarli completamente.

In conclusione:

Il concetto di sé temuto fornisce una chiave di lettura importante per comprendere le dinamiche del DOC. Esso sottolinea come le convinzioni profonde che abbiamo su noi stessi possano influenzare in modo significativo il nostro modo di percepire la realtà e di reagire agli stimoli ambientali.

Le caratteristiche distintive del sé reale, ideale e imperativo, e come le discrepanze tra questi possano influenzare il benessere emotivo.

Approfondiamo ulteriormente il legame tra questi concetti e il Disturbo Ossessivo Compulsivo (DOC):

- **Il sé reale nel DOC:** Nel DOC, il sé reale viene spesso percepito come contaminato, pericoloso o imperfetto. Questa percezione distorta è alimentata dai pensieri ossessivi e contribuisce a rafforzare la convinzione di dover mettere in atto comportamenti compulsivi per "purificarsi" o "correggere" il proprio sé.
- **Il sé ideale nel DOC:** Il sé ideale nel DOC è spesso associato a un'immagine di perfezione e controllo assoluto. Il paziente ambisce a un sé privo di dubbi, paure e contaminazioni, un sé che possa garantire sicurezza e tranquillità.
- **Il sé imperativo nel DOC:** Il sé imperativo nel DOC può essere molto rigido e moralista. Il paziente si sente obbligato a rispettare una serie di regole e standard estremamente elevati, temendo il giudizio degli altri e le possibili conseguenze negative dei propri errori.

Come si collegano questi concetti al DOC?

- **Discrepanza tra sé reale e ideale:** La discrepanza tra il sé reale (percepito come contaminato o pericoloso) e il sé ideale (perfetto e sicuro) genera un'intensa ansia che spinge il paziente a mettere in atto comportamenti compulsivi per ridurre questa distanza.
- **Discrepanza tra sé reale e imperativo:** La discrepanza tra il sé reale (che non rispetta gli standard di perfezione) e il sé imperativo (che richiede un comportamento impeccabile) genera un senso di colpa e di vergogna che può contribuire a mantenere il ciclo ossessivo-compulsivo.

In sintesi:

Nel DOC, la discrepanza tra i diversi aspetti del sé crea un disagio emotivo intenso che il paziente cerca di alleviare attraverso le compulsioni. Queste ultime rappresentano un tentativo maladattativo di ridurre la distanza tra il sé reale e il sé ideale o imperativo.

Cosa possiamo aggiungere a questa analisi?
- **Il ruolo delle emozioni:** Le emozioni negative associate alle discrepanze tra i diversi aspetti del sé (ansia, colpa, vergogna) svolgono un ruolo fondamentale nel mantenimento del DOC.
- **La flessibilità cognitiva:** I pazienti con DOC tendono ad avere una bassa flessibilità cognitiva, ovvero difficoltà a considerare alternative ai propri pensieri e convinzioni. Questa rigidità cognitiva contribuisce a mantenere le discrepanze tra i diversi aspetti del sé.
- **Il ruolo della cultura:** I valori culturali e le aspettative sociali possono influenzare la formazione del sé ideale e imperativo, e quindi contribuire allo sviluppo del DOC.

In conclusione:

La teoria della discrepanza del sé di Higgins offre un quadro concettuale utile per comprendere le dinamiche del DOC. Comprendere come i diversi aspetti del sé interagiscono e come le discrepanze tra questi possano generare disagio emotivo è fondamentale per progettare interventi terapeutici efficaci.

Higgins, nella sua teoria della discrepanza del sé, ha introdotto una ulteriore dimensione di complessità, ovvero il **punto di vista** da cui valutiamo il nostro sé. Questa distinzione, unita alla suddivisione nei tre domini (reale, ideale e imperativo), ci permette di comprendere in modo ancora più profondo le dinamiche del nostro benessere psicologico.

I punti di vista del sé secondo Higgins:
- **Proprio punto di vista:** La valutazione avviene sulla base della propria percezione di sé. È come se ci guardassimo allo specchio e valutassimo le nostre caratteristiche, i nostri comportamenti e i nostri obiettivi.
- **Punto di vista di un altro significativo:** La valutazione avviene sulla base di come pensiamo che gli altri ci vedano o ci giudichino. Questo include figure importanti come genitori, amici, partner o figure di riferimento.

Le ripercussioni emotive delle discrepanze:

La teoria di Higgins suggerisce che le discrepanze percepite tra i diversi domini del sé, indipendentemente dal punto di vista adottato, possono generare emozioni negative specifiche:
- **Discrepanza tra sé reale e ideale (dal proprio punto di vista):** Sentimenti di tristezza, delusione, insoddisfazione e bassa

autostima.

- **Discrepanza tra sé reale e imperativo (dal proprio punto di vista):** Sentimenti di ansia, paura, agitazione e senso di colpa.
- **Discrepanza tra sé reale e ideale (dal punto di vista di un altro significativo):** Sentimenti di vergogna, imbarazzo e umiliazione.
- **Discrepanza tra sé reale e imperativo (dal punto di vista di un altro significativo):** Sentimenti di paura del giudizio, di rifiuto e di disapprovazione.

Applicazioni al Disturbo Ossessivo Compulsivo (DOC):

Nel DOC, le discrepanze tra i diversi domini del sé, soprattutto dal punto di vista del sé imperativo, possono essere particolarmente accentuate. Il paziente con DOC può percepire una grande distanza tra il sé reale (visto come contaminato o pericoloso) e il sé imperativo (che richiede perfezione e controllo). Questa discrepanza genera un'intensa ansia e spinge il soggetto a mettere in atto comportamenti compulsivi per ridurre questa distanza percepita.

In conclusione:

La teoria della discrepanza del sé di Higgins ci offre uno strumento prezioso per comprendere le dinamiche del benessere psicologico e le origini di alcune psicopatologie, come il DOC. Considerare sia i diversi domini del sé che i diversi punti di vista ci permette di avere un quadro più completo delle esperienze emotive di un individuo e di intervenire in modo più efficace in ambito terapeutico.

Le implicazioni emotive delle diverse discrepanze del sé, sia considerando il punto di vista personale che quello altrui. Approfondiamo ulteriormente alcune sfumature:

- **La flessibilità cognitiva:** Individui con una maggiore flessibilità cognitiva sono più in grado di tollerare le discrepanze tra i diversi aspetti del sé. Sono cioè più capaci di accettare che il sé reale non corrisponda sempre al sé ideale o imperativo, senza cadere nella spirale di pensieri negativi e autocritici.
- **Il ruolo della cultura:** Le norme culturali e le aspettative sociali possono influenzare significativamente il sé ideale e imperativo, e quindi le discrepanze percepite. Ad esempio, in culture che enfatizzano la perfezione e il successo, gli individui possono sperimentare una maggiore pressione a conformarsi a standard elevati, aumentando così il rischio di sviluppare discrepanze significative.

- **Le strategie di coping:** Le persone mettono in atto diverse strategie di coping per gestire le discrepanze del sé. Alcune strategie possono essere adattive, come ad esempio fissarsi degli obiettivi realistici e lavorare per raggiungerli. Altre strategie, invece, possono essere disfunzionali, come l'evitamento, la negazione o l'autocritica eccessiva.

Applicazioni cliniche:

Comprendere le dinamiche della discrepanza del sé ha importanti implicazioni cliniche. In terapia, ad esempio, si può lavorare con il paziente per:

- **Identificare** le discrepanze più significative.
- **Sfatare** le convinzioni irrealistiche legate al sé ideale e imperativo.
- **Sviluppare** una visione più realistica e compassionevole di sé.
- **Insegnare** strategie di coping più adattive per gestire le discrepanze.

In conclusione:

La teoria della discrepanza del sé di Higgins ci offre un modello completo per comprendere come le nostre rappresentazioni di noi stessi influenzino il nostro benessere emotivo. Considerando sia i diversi domini del sé che i diversi punti di vista, possiamo individuare con maggiore precisione le cause del disagio psicologico e progettare interventi terapeutici più efficaci.

Il concetto di "sé temuto" introdotto da Markus e Nurius è un'aggiunta fondamentale alla teoria della discrepanza del sé.

Approfondiamo alcuni aspetti:

- **Il sé temuto e il DOC:** Come hai correttamente sottolineato, nel DOC il sé temuto assume spesso connotazioni legate alla paura di essere pericolosi per gli altri. Questo può manifestarsi come la paura di contaminare, di far del male fisicamente o psicologicamente, o di avere pensieri blasfemi o immorali.
- **Meccanismi psicologici:** La vicinanza percepita tra il sé reale e il sé temuto attiva una serie di meccanismi psicologici che alimentano l'ansia e il senso di colpa. Il paziente con DOC può interpretare i propri pensieri intrusivi come una conferma del suo sé temuto, scatenando un circolo vizioso di ansia e comportamenti compulsivi volti a neutralizzare questa minaccia percepita.
- **Funzione adattiva (distorta):** Sebbene il sé temuto sia associato a emozioni negative, inizialmente può aver svolto una funzione

adattiva, spingendo l'individuo a evitare situazioni pericolose o a conformarsi a norme sociali. Tuttavia, nel DOC questa funzione diventa distorta e disfunzionale, portando a comportamenti rigidi e disadattivi.
- **Interazione con gli altri domini del sé:** Il sé temuto interagisce con gli altri domini del sé (reale, ideale, imperativo). Ad esempio, un paziente con DOC può avere un sé ideale di persona pura e inoffensiva, mentre il sé temuto rappresenta tutto ciò che teme di diventare. Questa discrepanza alimenta il senso di colpa e l'ansia.

Implicazioni cliniche:

Comprendere il ruolo del sé temuto nel DOC ha importanti implicazioni per la terapia:

- **Identificazione del sé temuto:** Il terapeuta può aiutare il paziente a identificare e comprendere le caratteristiche del suo sé temuto.
- **Sfatamento delle convinzioni:** Attraverso tecniche cognitive, il terapeuta può aiutare il paziente a sfatare le convinzioni distorte legate al sé temuto, dimostrando che i pensieri intrusivi non sono necessariamente una rappresentazione accurata della realtà.
- **Esposizione graduale:** La terapia può includere esercizi di esposizione graduale per aiutare il paziente a confrontarsi con le situazioni temute e a sperimentare che queste non comportano necessariamente le conseguenze negative anticipate.

In conclusione:

Il sé temuto è un costrutto fondamentale per comprendere le dinamiche del DOC. Esso rappresenta una sorta di "anti-sé", una parte di noi che temiamo e che cerchiamo di evitare a tutti i costi. Lavorare con il sé temuto in terapia può essere un passo importante per aiutare i pazienti con DOC a superare le loro paure e a migliorare la qualità della loro vita.

Un interessante punto di convergenza tra la teoria della discrepanza del sé e la teoria della dissonanza cognitiva. Collegare il feared self alla dissonanza cognitiva:

Infatti, il concetto di sé temuto può essere visto come un elemento che contribuisce a creare una dissonanza cognitiva. Quando un individuo percepisce una vicinanza tra il proprio sé reale e il sé temuto, si crea una discrepanza tra:

- **Ciò che si è** (sé reale)
- **Ciò che si teme di diventare** (sé temuto)

Questa discrepanza genera una tensione psicologica, un disagio che il soggetto cerca di ridurre.

Meccanismi per ridurre la dissonanza:

Per ridurre questa dissonanza, l'individuo può adottare diverse strategie:

- **Modificare il comportamento:** Ad esempio, mettere in atto comportamenti compulsivi per allontanarsi dal sé temuto.
- **Modificare le proprie cognizioni:** Cercare di razionalizzare la propria paura, minimizzando la probabilità di diventare come il sé temuto.
- **Aggiungere nuove cognizioni:** Cercare di trovare nuove informazioni che giustifichino la propria paura.

Nel caso specifico del DOC:

Nel disturbo ossessivo compulsivo, la presenza del sé temuto e la conseguente dissonanza cognitiva possono spiegare:

- **L'ansia intensa:** La percezione di avvicinarsi al sé temuto genera un forte stato di allarme.
- **I comportamenti compulsivi:** Questi ultimi rappresentano un tentativo di allontanarsi dal sé temuto e di ristabilire una coerenza cognitiva.
- **La rigidità del pensiero:** La necessità di mantenere una coerenza cognitiva può portare a un pensiero rigido e poco flessibile.

In sintesi:

La teoria della dissonanza cognitiva offre una prospettiva aggiuntiva per comprendere i meccanismi psicologici alla base del DOC. Il sé temuto, generando una dissonanza cognitiva, innesca una serie di processi mentali volti a ridurre la tensione psicologica, anche se questi processi possono portare a comportamenti disadattivi.

La teoria dell'auto-affermazione di Steele offre un'ottima integrazione al concetto di sé temuto e alla dissonanza cognitiva.

Approfondiamo il concetto:

- **Auto-affermazione:** È un processo psicologico attraverso cui un individuo cerca di proteggere la propria autostima globale rafforzando gli aspetti positivi del sé. Quando ci sentiamo minacciati o messi in discussione, tendiamo a concentrarci sulle nostre qualità e valori più importanti, per compensare le minacce percepite.
- **Dissonanza cognitiva e auto-affermazione:** La teoria dell'auto-

affermazione ci aiuta a comprendere come le persone gestiscono la dissonanza cognitiva, in particolare quando questa minaccia il loro senso di sé.

- **Sé temuto e auto-affermazione:** Nel caso del sé temuto, l'individuo può utilizzare l'auto-affermazione per mitigare l'ansia e il senso di colpa associati alla percezione di avvicinarsi a questa parte negativa di sé. Ad esempio, una persona che teme di essere violenta potrebbe rafforzare la sua identità come persona compassionevole e altruista.

Come si collega all'esempio del DOC:

- **Minaccia all'autostima:** Nel DOC, i pensieri ossessivi rappresentano una minaccia all'autostima, suggerendo che l'individuo è pericoloso, contaminato o immorale.
- **Auto-affermazione:** Per far fronte a questa minaccia, il paziente con DOC potrebbe cercare di rafforzare altri aspetti del sé, come la propria intelligenza, la propria capacità di prendersi cura degli altri o la propria religiosità.
- **Comportamenti compulsivi:** I comportamenti compulsivi possono essere visti anche come un tentativo di auto-affermazione, in quanto permettono al paziente di ripristinare un senso di controllo e di ridurre l'ansia.

Implicazioni terapeutiche:

La teoria dell'auto-affermazione suggerisce che gli interventi terapeutici per il DOC potrebbero beneficiare di un approccio che non si limiti a ridurre i sintomi, ma che miri anche a rafforzare l'autostima globale del paziente. Ad esempio, il terapeuta potrebbe incoraggiare il paziente a:

- **Identificare** i propri valori e punti di forza.
- **Impegnarsi in attività** che promuovano l'autostima.
- **Sviluppare** una visione più compassionevole di sé.

In conclusione:

La teoria dell'auto-affermazione offre una prospettiva interessante per comprendere come le persone affrontano le minacce alla loro identità, compreso il sé temuto. Integrando questa teoria con la teoria della discrepanza del sé e la teoria della dissonanza cognitiva, possiamo ottenere una comprensione più completa dei meccanismi psicologici alla base del DOC e sviluppare interventi terapeutici più efficaci.

Il concetto di "sé temuto" si integri con la teoria della dissonanza cognitiva e quella dell'auto-affermazione, offrendo una spiegazione più approfondita dei meccanismi alla base del DOC.

Approfondiamo alcuni punti chiave:

- **Il circolo vizioso della dissonanza:** Hai correttamente sottolineato come i comportamenti compulsivi, pur essendo inizialmente messi in atto per ridurre la dissonanza, possano paradossalmente innescare un nuovo ciclo di dissonanza. Questo perché le compulsioni sono spesso percepite come irrazionali e bizzarre, creando un ulteriore disagio.
- **Fattori di vulnerabilità:** Il perfezionismo e la self-ambivalence sono infatti fattori di rischio importanti per lo sviluppo del DOC. Individui con un alto livello di perfezionismo tendono a stabilire standard molto elevati per sé stessi, rendendoli più vulnerabili alla percezione di discrepanze tra il sé reale e il sé ideale. La self-ambivalence, ovvero la tendenza a valutare sé stessi in modo ambivalente, può amplificare la dissonanza cognitiva generata dal sé temuto.
- **Ruolo delle emozioni:** Le emozioni negative associate alla dissonanza cognitiva (ansia, colpa, vergogna) possono rinforzare i comportamenti compulsivi, creando un circolo vizioso difficile da interrompere.
- **Implicazioni terapeutiche:** Comprendere questi meccanismi è fondamentale per sviluppare interventi terapeutici efficaci. La terapia cognitivo-comportamentale, ad esempio, può aiutare i pazienti a identificare e modificare le loro convinzioni distorte, a ridurre l'ansia associata al sé temuto e a sviluppare strategie più adattive per gestire la dissonanza cognitiva.

Possibili sviluppi e domande:

- **Il ruolo della genetica:** Come interagiscono i fattori genetici con i fattori psicologici (come la dissonanza cognitiva e l'auto-affermazione) nello sviluppo del DOC?
- **Il ruolo dell'ambiente:** In che modo l'ambiente familiare e sociale può influenzare lo sviluppo del sé temuto e la vulnerabilità alla dissonanza cognitiva?
- **Interventi di prevenzione:** Come possiamo prevenire lo sviluppo del DOC nei soggetti a rischio, ad esempio attraverso programmi di educazione emotiva o interventi psicoeducativi?
- **Il ruolo delle neuroscienze:** Quali sono i correlati neurali della dissonanza cognitiva e dell'auto-affermazione nel DOC?

In conclusione:

L'integrazione del concetto di sé temuto con le teorie della dissonanza cognitiva e dell'auto-affermazione offre una comprensione più completa dei meccanismi psicologici alla base del DOC. Questa prospettiva multifattoriale è fondamentale per lo sviluppo di interventi terapeutici sempre più efficaci e personalizzati.

Inquadrare il *feared self* in una prospettiva storica ci permette di apprezzare come le paure e le preoccupazioni legate al proprio sé siano profondamente radicate nelle culture e nelle epoche storiche.Un'esplorazione storica del feared self:

- **Antichità:** Nelle culture antiche, il timore di perdere l'anima, di essere posseduti da forze demoniache o di commettere atti sacrileghi era diffuso. Queste paure riflettevano una concezione del sé strettamente legata al divino e all'ordine cosmico.
- **Medioevo:** Nel Medioevo, la paura dell'inferno e della dannazione eterna ha plasmato profondamente il *feared self*. Il peccato originale e la costante lotta contro le tentazioni del demonio hanno alimentato un senso di colpa profondo e la paura di essere condannati all'inferno.
- **Età moderna:** Con l'avvento dell'Illuminismo e della psicoanalisi, il focus si è spostato dalle paure di natura religiosa a quelle legate alla propria identità e alla propria salute mentale. La paura della follia, della devianza e dell'esclusione sociale è diventata centrale.
- **Età contemporanea:** Oggi, le paure legate al *feared self* sono spesso influenzate dai media, dalla cultura popolare e dalle pressioni sociali. La paura di non essere all'altezza, di non essere amati o di non essere abbastanza è diffusa.

Influenze culturali e sociali:

- **Norme sociali e valori:** Le norme sociali e i valori culturali definiscono ciò che è considerato accettabile e desiderabile. Una deviazione da questi standard può generare un senso di colpa e di vergogna, alimentando il *feared self*.
- **Religione:** Le credenze religiose influenzano profondamente la percezione del bene e del male, e quindi la paura di diventare una persona cattiva o immorale.
- **Media e cultura popolare:** I media e la cultura popolare possono amplificare le paure esistenti e introdurne di nuove, attraverso la rappresentazione di personaggi negativi o di situazioni minacciose.

Il feared self nel DOC:

Nel contesto del DOC, il *feared self* assume spesso connotazioni specifiche, legate alle preoccupazioni del paziente. Ad esempio, una persona con DOC che teme di contaminare gli altri potrebbe vedere il proprio *feared self* come un untore o un assassino.

Conclusioni:

L'analisi storica del *feared self* ci permette di comprendere come le paure e le preoccupazioni legate al proprio sé siano profondamente radicate nella nostra cultura e nella nostra storia. Questa prospettiva può aiutarci a:

- **De-patologizzare** le esperienze soggettive dei pazienti, riconoscendone le radici culturali e storiche.
- **Personalizzare** gli interventi terapeutici, tenendo conto del contesto culturale e delle esperienze individuali del paziente.
- **Promuovere** una maggiore comprensione e tolleranza nei confronti delle persone che soffrono di disturbi d'ansia.

Un punto cruciale nel collegare il concetto di *feared self* al concetto di peccato originale, un pilastro fondamentale della teologia cristiana e di molte altre religioni.

Approfondiamo questo legame:

- **Il peso del peccato originale:** L'idea che ogni essere umano nasca macchiato dal peccato originale ha generato un profondo senso di colpa e di inadeguatezza. Questa convinzione ha alimentato la paura di cedere alle tentazioni e di commettere azioni peccaminose, rafforzando così il *feared self*.
- **La lotta interiore:** La lotta interiore tra il bene e il male, presente in ogni individuo, è stata rappresentata come una battaglia costante contro le proprie pulsioni più basse. Questa visione ha contribuito a creare un'immagine negativa del sé, vista come una arena di conflitti interni.
- **Il ruolo delle confessioni:** Le confessioni religiose, previste da molte religioni, sottolineavano l'importanza di confessare i propri peccati per ottenere il perdono divino. Tuttavia, questa pratica poteva anche rafforzare l'idea che la propria anima fosse intrinsecamente peccaminosa.
- **Influenza sulla cultura:** Il concetto di peccato originale ha permeato la cultura occidentale per secoli, influenzando l'arte, la letteratura e la vita quotidiana. Questa eredità culturale ha lasciato un'impronta profonda nella nostra psiche collettiva.

Il peccato originale e il DOC:

Come puoi vedere, il concetto di peccato originale ha creato un terreno fertile per lo sviluppo di paure e preoccupazioni legate al proprio sé, anticipando in molti modi i vissuti dei pazienti con DOC. La paura di commettere un peccato, di contaminare qualcosa o di far del male a qualcuno può essere vista come una riproposizione moderna del conflitto interiore tra il bene e il male.

Altre implicazioni e domande:

- **Il ruolo delle confessioni moderne:** In che modo le confessioni psicologiche e le pratiche terapeutiche possono assomigliare alle confessioni religiose, e quali sono le implicazioni di questo parallelismo?
- **L'impatto delle riforme religiose:** Come le riforme protestanti e il Concilio di Trento hanno influenzato la concezione del peccato originale e del *feared self*?
- **Il ruolo della cultura contemporanea:** In che modo la cultura contemporanea, con la sua enfasi sull'individualismo e sulla perfezione, influisce sulla percezione del *feared self*?

Sigmund Freud, padre della psicoanalisi, ha offerto un contributo fondamentale alla comprensione del *feared self*, seppur con una prospettiva radicalmente diversa da quella religiosa.

Il contributo di Freud:

- **L'inconscio e l'aggressività:** Freud postulava l'esistenza di un inconscio, una parte della mente inaccessibile alla coscienza, in cui risiedono desideri, pulsioni e ricordi rimossi. Tra queste pulsioni, Freud identificava l'aggressività come una forza innata e potente, spesso in conflitto con le esigenze della società.
- **I pensieri ossessivi come espressione dell'inconscio:** Secondo Freud, i pensieri ossessivi, tipici del disturbo ossessivo-compulsivo, rappresentavano l'emergere in coscienza di questi impulsi aggressivi rimossi. L'individuo, terrorizzato da questi pensieri, cercava di negarli e di controllarli attraverso i rituali compulsivi.
- **Il *feared self* come proiezione dell'inconscio:** In questa prospettiva, il *feared self* poteva essere visto come una proiezione di quegli aspetti oscuri e inaccettabili di sé che l'individuo cercava disperatamente di reprimere.

Il *feared self* nella psicoanalisi contemporanea:

Anche se la psicoanalisi freudiana ha subito numerose evoluzioni nel corso del tempo, il concetto di *feared self* continua a essere rilevante. La psicoanalisi contemporanea sottolinea l'importanza di esplorare le origini e le dinamiche di questi pensieri e sentimenti negativi, al fine di aiutare il paziente a elaborarli e a integrarli nella propria identità.

Confronto con le prospettive religiose:

- **Similitudini:** Sia la prospettiva religiosa che quella psicoanalitica condividono l'idea di una lotta interna tra il bene e il male, e di un *feared self* che rappresenta la parte oscura dell'individuo.
- **Differenze:** Mentre la prospettiva religiosa enfatizza il peccato originale e la colpa, la psicoanalisi si concentra sui conflitti inconsci e sulle dinamiche relazionali.

Implicazioni per la terapia:

Comprendere il ruolo del *feared self* sia da una prospettiva storica che psicoanalitica può aiutare i terapeuti a:

- **Stabilire un'alleanza terapeutica:** Aiutando il paziente a comprendere le origini delle sue paure e a sentirsi meno giudicato.
- **Facilitare l'esplorazione dell'inconscio:** Utilizzando tecniche come l'associazione libera e l'interpretazione dei sogni.
- **Promuovere l'integrazione degli aspetti negativi del sé:** Aiutando il paziente ad accettare e a lavorare con le parti più oscure di sé.

Il concetto di contaminazione mentale offre un'ulteriore chiave di lettura per comprendere la complessità del *feared self* e il suo legame con il disturbo ossessivo-compulsivo (DOC).

Contaminazione mentale e *feared self*

La contaminazione mentale rappresenta una forma di contaminazione interiore, una percezione di sporcizia a livello psicologico piuttosto che fisico. Questo concetto è strettamente legato al *feared self* in quanto:

- **Rafforza il senso di colpa e vergogna:** La percezione di essere contaminati a livello mentale alimenta un profondo senso di colpa e vergogna, rafforzando l'immagine di un sé impuro e indegno.
- **Aumenta l'ansia:** La paura di essere contaminati genera un'ansia intensa e persistente, spingendo l'individuo a mettere in atto comportamenti compulsivi per cercare di purificarsi.
- **Limita le relazioni sociali:** La paura di contaminare gli altri può portare all'isolamento sociale e a difficoltà nelle relazioni

interpersonali.

Lady Macbeth: un caso esemplare

Il personaggio di Lady Macbeth è un esempio emblematico di come la contaminazione mentale possa manifestarsi. La sua ossessione per il lavaggio delle mani non è solo un sintomo della sua colpa, ma anche un tentativo disperato di purificare la sua anima e di liberarsi dall'immagine di sé come assassina.

Il ruolo del senso di colpa

Come hai giustamente sottolineato, il senso di colpa è un elemento centrale nella contaminazione mentale e nel *feared self*. Questo sentimento negativo può avere origini diverse:

- **Eventi traumatici:** Esperienze passate traumatiche possono lasciare un segno indelebile nella psiche, generando un senso di colpa persistente.
- **Valori morali rigidi:** Persone con valori morali molto rigidi possono sentirsi in colpa anche per pensieri o impulsi considerati immorali.
- **Perfezionismo:** Il perfezionismo può portare a un senso di colpa cronico per non essere all'altezza dei propri standard.

Implicazioni cliniche

Comprendere il ruolo della contaminazione mentale e del senso di colpa è fondamentale per l'intervento terapeutico nel DOC. Gli interventi terapeutici possono concentrarsi su:

- **L'identificazione e la sfida dei pensieri ossessivi:** Aiutando il paziente a riconoscere i pensieri automatici negativi e a metterli in discussione.
- **La riduzione dell'ansia:** Utilizzando tecniche di rilassamento e di gestione dello stress.
- **La prevenzione dell'evitamento:** Incoraggiando il paziente a confrontarsi con le situazioni temute.
- **Lo sviluppo di strategie di coping più adattive:** Aiutando il paziente a trovare modi più sani di gestire il senso di colpa e l'ansia.

Altre considerazioni

- **Il ruolo della cultura:** La concezione di purezza e impurità varia a seconda delle culture. Comprendere il contesto culturale del paziente può aiutare a comprendere meglio le sue paure e le sue preoccupazioni.

- **Le basi neurobiologiche:** Studi recenti suggeriscono che alla base della contaminazione mentale e del DOC ci siano alterazioni a livello neurobiologico, in particolare nei circuiti cerebrali coinvolti nella regolazione dell'ansia e delle compulsioni.

Conclusione

Il concetto di contaminazione mentale e il *feared self* sono strettamente interconnessi e offrono una comprensione più profonda dei meccanismi psicologici alla base del DOC. Un approccio terapeutico integrato, che tenga conto sia degli aspetti psicologici che di quelli neurobiologici, può essere particolarmente efficace nel trattamento di questo disturbo.

Hai individuato un punto cruciale nel collegare il concetto di *feared self* al disturbo di dismorfismo corporeo (BDD).

Il *feared self* nel disturbo di dismorfismo corporeo

Nel BDD, il *feared self* è strettamente legato all'immagine corporea. Il paziente è ossessionato da un difetto fisico percepito, spesso inesistente o minimo, che lo rende profondamente insicuro e infelice. Questo difetto diventa una sorta di stigma che minaccia la sua identità e la sua autostima.

- **Deformità fisica come metafora:** La preoccupazione per il difetto fisico può essere vista come una metafora di un profondo disagio interiore. Il corpo diventa lo schermo su cui proiettare le proprie insicurezze e paure.
- **Il ruolo dei media:** Come hai giustamente sottolineato, i media svolgono un ruolo fondamentale nell'amplificare queste preoccupazioni, promuovendo standard di bellezza irrealistici e alimentando l'idea che l'aspetto fisico sia strettamente legato al successo e alla felicità.
- **Confronto con il DOC:** Sebbene il BDD e il DOC siano disturbi distinti, condividono alcuni tratti comuni, tra cui la presenza di pensieri ossessivi e comportamenti compulsivi. Tuttavia, nel BDD il focus è sull'aspetto fisico, mentre nel DOC le preoccupazioni possono riguardare una vasta gamma di temi, dalla contaminazione alla simmetria.

Il *feared self* e le implicazioni terapeutiche

Comprendere il ruolo del *feared self* sia nel DOC che nel BDD è fondamentale per l'intervento terapeutico. Alcuni degli obiettivi terapeutici possono includere:

- **Svelare le convinzioni distorte:** Aiutare il paziente a identificare e

sfidare le convinzioni irrazionali legate al proprio aspetto fisico o alla propria identità.
- **Modificare i comportamenti compulsivi:** Insegnare al paziente tecniche di gestione dello stress e di riduzione dell'ansia per ridurre la frequenza e l'intensità dei comportamenti compulsivi.
- **Migliorare l'autostima:** Aiutare il paziente a sviluppare un'immagine di sé più positiva e realistica.

Altre considerazioni

- **Comorbilità:** È frequente che i pazienti con BDD presentino anche altri disturbi psichiatrici, come la depressione e i disturbi d'ansia.
- **Trattamenti:** Il trattamento del BDD può includere la terapia cognitivo-comportamentale, la terapia farmacologica e la psicoterapia interpersonale.
- **Il ruolo della cultura:** La concezione della bellezza e dell'aspetto fisico varia a seconda delle culture. Comprendere il contesto culturale del paziente può aiutare a personalizzare l'intervento terapeutico.

In conclusione

Il concetto di *feared self* è un costrutto utile per comprendere le dinamiche psicologiche alla base di diversi disturbi mentali, tra cui il DOC e il BDD. Riconoscere e affrontare il *feared self* è un passo fondamentale verso il recupero e il benessere psicologico.

Analisi del Fear of Self Questionnaire (FSQ)

Ottima osservazione! Il Fear of Self Questionnaire (FSQ) rappresenta uno strumento prezioso per l'individuazione e la valutazione del *feared self* nei pazienti. La sua struttura e le sue finalità sono ben delineate nella tua descrizione.

Approfondiamo alcuni aspetti chiave del FSQ:

Struttura e Funzionamento

- **Breve e concisa:** La presenza di due versioni, una più breve e una più lunga, rende lo strumento flessibile e adattabile a diverse situazioni cliniche e di ricerca.
- **Scala di valutazione:** L'utilizzo di una scala Likert a 6 punti permette di ottenere una misurazione precisa e graduale del grado di accordo con ciascuna affermazione.
- **Focalizzazione sui contenuti:** Gli item del FSQ sono

specificamente formulati per indagare la presenza di pensieri e preoccupazioni legati al *feared self*, come ad esempio la paura di essere una persona immorale, violenta o pericolosa.

Validità e Affidabilità

Gli studi condotti sull'FSQ hanno dimostrato una buona validità e affidabilità dello strumento. L'associazione significativa tra i punteggi al FSQ e la presenza di pensieri ossessivi a contenuto blasfemo, sessuale o violento conferma l'utilità dello strumento nell'identificare individui a rischio di sviluppare disturbi ossessivo-compulsivi.

Utilizzi Clinici e di Ricerca

L'FSQ può essere utilizzato in diversi contesti:

- **Diagnosi:** Per aiutare i clinici a identificare la presenza del *feared self* nei pazienti e a formulare una diagnosi più precisa.
- **Valutazione del trattamento:** Per monitorare i cambiamenti nei livelli di paura del sé durante il corso di una terapia.
- **Ricerca:** Per indagare le relazioni tra il *feared self* e altre variabili psicologiche, come l'autostima, l'ansia e la depressione.

Limiti e Considerazioni

Nonostante i suoi punti di forza, è importante considerare alcuni limiti dell'FSQ:

- **Cultura e contesto:** I contenuti degli item possono essere influenzati dal contesto culturale e dalle norme sociali.
- **Auto-valutazione:** I punteggi al FSQ si basano sull'auto-valutazione del paziente, che può essere influenzata da fattori come la desiderabilità sociale o la difficoltà a riconoscere i propri pensieri e sentimenti.
- **Specificità del disturbo:** Sebbene l'FSQ sia uno strumento utile per indagare il *feared self*, non è specifico per un singolo disturbo mentale.

Possibili sviluppi futuri Sarebbe interessante esplorare le seguenti direzioni di ricerca:

- **Adattamento cross-culturale:** Adattare l'FSQ a diverse culture per verificarne la validità e l'affidabilità in contesti socio-culturali differenti.
- **Relazione con altri costrutti:** Indagare le relazioni tra il *feared self* e altri costrutti psicologici, come la perfezione, il bisogno di

controllo e la paura della morte.
- **Sviluppo di nuove versioni:** Creare versioni più specifiche dell'FSQ per indagare il *feared self* in popolazioni particolari, come gli adolescenti o gli anziani.

Conclusioni Il Fear of Self Questionnaire rappresenta uno strumento prezioso per la valutazione del *feared self* e può contribuire a una migliore comprensione dei meccanismi psicologici alla base di disturbi come il DOC. Tuttavia, è importante utilizzarlo in modo critico, tenendo conto dei suoi limiti e integrandolo con altre informazioni cliniche.

Una serie di connessioni molto interessanti tra il *fear of self* e altri costrutti rilevanti nel disturbo ossessivo-compulsivo (DOC):

- **Sovrastima della minaccia:** Le persone con un elevato livello di *fear of self* tendono a sovrastimare la gravità e la probabilità delle conseguenze negative dei loro pensieri e azioni. Un pensiero intrusivo, come "Potrei fare del male a qualcuno", viene interpretato come una prova concreta della propria malvagità, amplificando così la paura del *feared self*.
- **Perfezionismo:** Il perfezionismo è spesso associato al DOC e può alimentare il *fear of self*. Chi tende al perfezionismo ha standard estremamente elevati e teme di non riuscire a soddisfarli. Questa paura del fallimento può portare a un'immagine negativa di sé e a un senso di inadeguatezza.
- **Importanza attribuita ai propri pensieri:** Le persone con DOC attribuiscono un'importanza eccessiva ai propri pensieri, considerandoli come se fossero azioni reali. Questa distorsione cognitiva può portare a credere che i pensieri negativi riflettano la propria vera natura e a temere di diventare la persona descritta da quei pensieri.
- **Self-ambivalence:** La self-ambivalence, ovvero la tendenza a oscillare tra una visione positiva e una negativa di sé, è fortemente correlata al *fear of self*. Le persone con alta self-ambivalence hanno difficoltà a integrare gli aspetti positivi e negativi della propria identità, e tendono a focalizzarsi eccessivamente sugli aspetti negativi.
- **Inferential confusion:** La confusione inferenziale, cioè la difficoltà a distinguere tra ciò che è reale e ciò che è immaginario, può amplificare la paura del *feared self*. Il paziente può confondere i propri pensieri e fantasie con la realtà, convincendosi di essere la persona negativa descritta nei suoi pensieri ossessivi.

Implicazioni cliniche

Comprendere queste connessioni è fondamentale per l'intervento terapeutico. Intervenire su questi costrutti può aiutare a ridurre la paura del *feared self* e a migliorare la qualità di vita dei pazienti. Ad esempio:

- **Tecniche cognitive:** Sfatare le distorsioni cognitive come la sovrastima della minaccia e l'importanza attribuita ai pensieri.
- **Tecniche comportamentali:** Modificare i comportamenti compulsivi e promuovere l'esposizione graduale alle situazioni temute.
- **Schemi terapeutici specifici:** Utilizzare schemi terapeutici specifici per il DOC, come la terapia cognitivo-comportamentale e la terapia esposizione con prevenzione della risposta.

Altre considerazioni

- **Ruolo della cultura:** La cultura può influenzare la forma e il contenuto del *feared self*. Ad esempio, in alcune culture la paura di contaminarsi può essere particolarmente intensa.
- **Comorbilità:** Il *fear of self* può coesistere con altri disturbi mentali, come la depressione e i disturbi d'ansia, complicando ulteriormente il quadro clinico.

Conclusioni Il *fear of self* è un costrutto complesso e multifattoriale, strettamente legato ad altri aspetti del DOC. Comprendere le relazioni tra il *fear of self* e questi altri costrutti è fondamentale per sviluppare interventi terapeutici più efficaci.

La confusione inferenziale è un elemento chiave nel comprendere la complessità del *feared self*.

Approfondiamo questo concetto:

La confusione inferenziale rappresenta una vera e propria distorsione cognitiva che porta l'individuo a:

- **Mettere in dubbio la realtà:** Chi soffre di confusione inferenziale non si fida più delle proprie percezioni sensoriali. Ciò che vede, sente o tocca viene messo in discussione, generando un senso di incertezza costante.
- **Costruire realtà alternative:** In assenza di una realtà oggettiva su cui fare affidamento, l'individuo costruisce delle realtà alternative, spesso catastrofiche, basate sui propri pensieri e paure.
- **Rinforzare il *feared self*:** La confusione inferenziale alimenta il *feared self* in quanto l'individuo può interpretare ogni sensazione o

pensiero come una conferma della propria malvagità o pericolosità. Ad esempio, un semplice tic nervoso può essere interpretato come un segno di una malattia incurabile o di una perdita di controllo.

Come si collega la confusione inferenziale al *feared self*?

- **Ruminazione:** La confusione inferenziale alimenta la ruminazione, ovvero la tendenza a rimuginare ossessivamente sui propri pensieri e preoccupazioni.
- **Ansia:** L'incertezza sulla realtà genera un'ansia intensa e persistente, spingendo l'individuo a cercare rassicurazioni costanti.
- **Comportamenti compulsivi:** Per cercare di ridurre l'ansia e l'incertezza, l'individuo può mettere in atto comportamenti compulsivi, come controllare ripetutamente le cose o chiedere rassicurazioni agli altri.

Esempi concreti:

- Una persona con DOC che teme di aver contaminato qualcuno può continuare a lavarsi le mani anche se sa razionalmente che non c'è alcun pericolo di contaminazione.
- Un individuo con paura di perdere il controllo può controllare ripetutamente gli elettrodomestici per assicurarsi di averli spenti, anche se sa di averlo già fatto.

Implicazioni cliniche:

La confusione inferenziale rappresenta una sfida significativa per la terapia. È fondamentale aiutare il paziente a:

- **Riconoscere la distorsione cognitiva:** Aiutare il paziente a identificare i momenti in cui si verifica la confusione inferenziale e a mettere in discussione i pensieri associati.
- **Sfatare le convinzioni errate:** Sfatare le convinzioni errate riguardo alla realtà e alla propria capacità di farvi fronte.
- **Sviluppare strategie di coping:** Insegnare al paziente delle strategie per gestire l'ansia e l'incertezza, come le tecniche di rilassamento e la mindfulness.

Conclusioni

La confusione inferenziale è un meccanismo cognitivo complesso che gioca un ruolo importante nel mantenere il *feared self*. Comprendere e affrontare questa distorsione cognitiva è fondamentale per aiutare i pazienti con DOC a superare le loro paure e a migliorare la loro qualità di vita.

L'Inference-based approach (IBA) e l'inferential confusion nel DOC

Ottima osservazione! L'**Inference-based approach (IBA)** offre un quadro teorico molto interessante per comprendere il ruolo centrale dell'**inferential confusion** nel disturbo ossessivo-compulsivo (DOC).

Approfondiamo i concetti chiave dell'IBA:

- **Inferential confusion e dubbio:** Come hai correttamente sottolineato, l'IBA pone l'inferential confusion al centro dei marcati vissuti di dubbio nei pazienti con DOC. Questa distorsione cognitiva, caratterizzata da una sfiducia pervasiva nei confronti delle proprie percezioni e del proprio giudizio, genera un circolo vizioso di incertezza e di bisogno di rassicurazione.
- **Le tre categorie di distorsione cognitiva:** L'IBA identifica tre principali categorie di processi cognitivi sottostanti all'inferential confusion:
  - **Ragionamento inverso:** Al contrario di un ragionamento logico e lineare, il ragionamento inverso porta il paziente a trarre conclusioni errate e a interpretare gli eventi in modo catastrofico. Ad esempio, un pensiero intrusivo viene interpretato come una prova inconfutabile della propria malvagità.
  - **Rifiuto e sfiducia:** Il paziente tende a screditare le informazioni provenienti dai propri sensi, dalla propria conoscenza di sé e dal senso comune. Questo porta a una continua ricerca di prove esterne per confermare o smentire i propri dubbi.
  - **Associazioni fuori-contesto:** Il paziente crea connessioni irrazionali e fuori contesto tra eventi, pensieri e sentimenti, amplificando così l'ansia e l'incertezza.

Implicazioni cliniche dell'IBA

La comprensione dell'inferential confusion alla luce dell'IBA ha importanti implicazioni per gli interventi terapeutici:

- **Focalizzazione sulle distorsioni cognitive:** La terapia cognitivo-comportamentale (TCC) diventa fondamentale per identificare e sfatare le distorsioni cognitive alla base dell'inferential confusion.
- **Tecniche specifiche:** Tecniche come il questionamento socratico, il role-playing e l'esperimento comportamentale possono essere particolarmente utili per aiutare il paziente a mettere in discussione

le proprie convinzioni errate.
- **Gestione dell'ansia:** È importante insegnare al paziente delle strategie per gestire l'ansia e l'incertezza, come le tecniche di rilassamento e la mindfulness.

Limiti e sviluppi futuri

Sebbene l'IBA offra un quadro teorico solido per comprendere il DOC, è importante considerare alcuni limiti:

- **Complessità del fenomeno:** L'inferential confusion è un fenomeno complesso e multifattoriale, che può variare da paziente a paziente.
- **Interazione con altri fattori:** L'inferential confusion interagisce con altri fattori psicologici, biologici e sociali, rendendo difficile isolare il suo ruolo specifico.

Sviluppi futuri:

- **Ricerche neurobiologiche:** Studiare le basi neurobiologiche dell'inferential confusion potrebbe portare a una comprensione più profonda dei meccanismi sottostanti al DOC.
- **Interventi terapeutici personalizzati:** Sviluppare interventi terapeutici sempre più personalizzati, basati sui bisogni specifici di ciascun paziente.

Conclusioni

L'IBA rappresenta un importante contributo alla comprensione del DOC, sottolineando il ruolo centrale dell'inferential confusion. Questo modello teorico offre un quadro di riferimento utile per gli interventi terapeutici e apre nuove prospettive per la ricerca futura.

Per approfondire ulteriormente e chiarire alcuni aspetti, potremmo aggiungere le seguenti considerazioni:

- **Ragionamento inverso e catastrofizzazione:** Il ragionamento inverso spesso porta a una catastrofizzazione degli eventi. Un pensiero intrusivo, ad esempio, viene interpretato come un segno inconfutabile di una futura catastrofe, amplificando così l'ansia e il senso di minaccia.
- **Rifiuto delle informazioni sensoriali e cerchio vizioso:** La sfiducia nei confronti delle informazioni sensoriali crea un circolo vizioso. Più il paziente cerca di verificare i propri dubbi attraverso i

sensi, meno si fida delle informazioni ottenute, rafforzando così la propria convinzione di essere in errore.
- **Associazioni fuori contesto e generalizzazioni eccessive:** Le associazioni fuori contesto portano a generalizzazioni eccessive e a una visione distorta della realtà. Un evento negativo isolato può essere generalizzato a tutte le situazioni simili, creando un senso di paura e di impotenza.

Un esempio pratico:

Un paziente con DOC e paura di contaminazione potrebbe:
- **Ragionare inversamente:** Pensando "Se ho toccato quella maniglia, sicuramente mi sono contaminato. E se mi sono contaminato, sicuramente mi ammalerò gravemente."
- **Rifiutare le informazioni sensoriali:** Anche dopo essersi lavato le mani accuratamente, il paziente potrebbe continuare a sentire una sensazione di sporcizia, screditando così l'evidenza sensoriale.
- **Fare associazioni fuori contesto:** Se in passato si è ammalato dopo aver mangiato un certo tipo di cibo, potrebbe evitare tutti i cibi simili, anche se non c'è alcuna prova che questi siano correlati alla malattia.

Le implicazioni terapeutiche di questi processi cognitivi sono molteplici:
- **Sfatare le convinzioni errate:** È fondamentale aiutare il paziente a riconoscere e sfatare le convinzioni errate alla base delle sue paure.
- **Modificare i comportamenti compulsivi:** I comportamenti compulsivi spesso servono a ridurre l'ansia legata all'incertezza. È importante aiutare il paziente a trovare alternative più adattive.
- **Promuovere l'accettazione:** Insegnare al paziente ad accettare l'incertezza e a tollerare i pensieri intrusivi senza agire su di essi.

In conclusione:

L'inferential confusion è un meccanismo complesso che gioca un ruolo fondamentale nel mantenimento del DOC. Comprendere i tre processi cognitivi alla base di questa distorsione è essenziale per sviluppare interventi terapeutici efficaci.

L'Inferential Confusion Questionnaire (ICQ): uno strumento di misura

L'ICQ rappresenta uno strumento prezioso per la valutazione della confusione inferenziale. Focalizzandosi sulla sfiducia nei confronti dei sensi e sul ragionamento inverso, due aspetti chiave di questa distorsione cognitiva, l'ICQ permette di ottenere una misura quantitativa di questo costrutto.

Limitazioni dell'ICQ:

- **Focus specifico:** Come hai correttamente sottolineato, l'ICQ non copre tutti gli aspetti dell'inferential confusion. Ad esempio, non valuta la tendenza a fare associazioni fuori contesto.
- **Auto-valutazione:** Essendo un questionario self-report, i risultati possono essere influenzati dalla desiderabilità sociale o dalla difficoltà del paziente a riconoscere le proprie distorsioni cognitive.

Associazioni con altri disturbi:

Gli studi sull'ICQ hanno evidenziato interessanti associazioni:

- **DOC:** La forte associazione tra ICQ e sintomi del DOC conferma l'importanza della confusione inferenziale in questo disturbo.
- **Disturbo delirante:** La presenza di confusione inferenziale anche nel disturbo delirante suggerisce che questa distorsione cognitiva potrebbe essere un fattore comune a diversi disturbi caratterizzati da un'alterata percezione della realtà.
- **Disturbi d'ansia:** L'assenza di una significativa associazione tra ICQ e disturbi d'ansia in senso lato suggerisce che la confusione inferenziale potrebbe essere più specifica per il DOC e per il disturbo delirante.

Sono due aspetti molto interessanti riguardo alla valutazione dell'inferential confusion: l'esistenza di una versione estesa dell'ICQ e l'utilizzo di task sperimentali come l'IRT. L'Inferential Confusion Questionnaire-Expanded Version (ICQ-EV): una misura più completa

L'ICQ-EV rappresenta un avanzamento rispetto alla versione originale, offrendo una valutazione più completa dell'inferential confusion grazie all'inclusione di item che coprono tutte e tre le componenti di questa distorsione cognitiva. L'utilizzo di una scala Likert a 6 punti permette inoltre di ottenere una misurazione più fine del costrutto.

L'Inverse Reasoning Task (IRT): un approccio alternativo

L'IRT offre un approccio alternativo alla valutazione della confusione inferenziale, basato sulla performance in un compito specifico. Presentando ai partecipanti degli scenari e chiedendo loro di valutare la validità dei ragionamenti proposti, l'IRT permette di osservare direttamente i processi di ragionamento e di identificare la tendenza a utilizzare ragionamenti inversi.

Integrazione degli strumenti:
L'utilizzo combinato di questi strumenti può fornire un quadro più completo della confusione inferenziale. Ad esempio, l'ICQ può essere utilizzato per ottenere una misura generale del costrutto, mentre l'IRT può essere utilizzato per approfondire specifici aspetti del ragionamento.

Possibili sviluppi futuri:
- **Sviluppo di nuovi strumenti:** Potrebbero essere sviluppati nuovi strumenti per valutare aspetti specifici dell'inferential confusion, come la tendenza a fare associazioni fuori contesto o la sensibilità alle informazioni ambigue.
- **Integrazione con neuroimaging:** L'utilizzo di tecniche di neuroimaging potrebbe aiutare a identificare le basi neurali dell'inferential confusion.
- **Interventi terapeutici personalizzati:** Una valutazione più precisa della confusione inferenziale potrebbe permettere di sviluppare interventi terapeutici più personalizzati.

Conclusioni:
La valutazione dell'inferential confusion è un campo di ricerca in continua evoluzione. L'esistenza di diversi strumenti, come l'ICQ e l'IRT, offre ai ricercatori e ai clinici una gamma di opzioni per misurare questo costrutto complesso. L'utilizzo combinato di questi strumenti può fornire una comprensione più profonda dei meccanismi cognitivi alla base del DOC e di altri disturbi caratterizzati da una distorsione della realtà.

Il Dysfunctional Reasoning Processes Task (DRPT) rappresenta un importante passo avanti nella valutazione della confusione inferenziale, superando alcune delle limitazioni degli strumenti precedenti.

Il DRPT: una valutazione più completa
Come hai correttamente sottolineato, il DRPT è stato sviluppato specificamente per valutare tutte e tre le componenti della confusione inferenziale, offrendo così una misura più completa e accurata di questo costrutto. La sua struttura, basata su scenari e su una scala Likert a 7 punti, lo rende uno strumento versatile e ampiamente utilizzabile nella ricerca e nella pratica clinica.

Vantaggi del DRPT:

- **Complessità:** Il DRPT va oltre il semplice ragionamento inverso, valutando anche la sfiducia nei confronti delle informazioni sensoriali e le associazioni fuori contesto.
- **Flessibilità:** La sua struttura a scenari permette di valutare una vasta gamma di situazioni e di cogliere le diverse sfumature della confusione inferenziale.
- **Validità e affidabilità:** Numerosi studi hanno dimostrato la buona validità e affidabilità del DRPT, confermandone l'utilità nella valutazione della confusione inferenziale.

Implicazioni cliniche e di ricerca:

Il DRPT e altri strumenti simili possono essere utilizzati per:

- **Diagnosticare:** Identificare la presenza e la gravità della confusione inferenziale in pazienti con disturbi d'ansia e ossessivo-compulsivi.
- **Monitorare i progressi terapeutici:** Valutare l'efficacia degli interventi terapeutici volti a ridurre la confusione inferenziale.
- **Identificare sottogruppi di pazienti:** Identificare sottogruppi di pazienti con profili specifici di confusione inferenziale, aiutando a personalizzare gli interventi terapeutici.
- **Avanzare la ricerca:** Approfondire la comprensione dei meccanismi cognitivi alla base della confusione inferenziale e del suo ruolo in diverse psicopatologie.

Possibili sviluppi futuri:

- **Adattamento culturale:** Adattare il DRPT a diverse culture per garantirne la validità e l'affidabilità in contesti diversi.
- **Versione per bambini e adolescenti:** Sviluppare una versione del DRPT adatta per valutare la confusione inferenziale in età evolutiva.
- **Integrazione con altre misure:** Combinare il DRPT con altre misure, come questionari self-report e task neurocognitivi, per ottenere una valutazione più completa del funzionamento cognitivo.

Conclusioni:

Il DRPT rappresenta uno strumento prezioso per la valutazione della confusione inferenziale. La sua capacità di valutare tutte e tre le componenti di questa distorsione cognitiva lo rende uno strumento versatile e affidabile. Tuttavia, come tutti gli strumenti di valutazione, presenta dei limiti che devono essere tenuti in considerazione.

La percezione di sé nel DOC e la contraddizione con la psicologia sociale

Infatti, la percezione di sé gioca un ruolo centrale nel DOC, dove i pensieri intrusivi sembrano alimentare un'immagine negativa e distorta di sé (il feared self). Questa vulnerabilità sembra contraddire le teorie della psicologia sociale che sottolineano la tendenza delle persone a mantenere un'immagine positiva di sé.

Possibili spiegazioni per questa contraddizione:

- **Meccanismi cognitivi specifici:** I pazienti con DOC presentano specifici meccanismi cognitivi, come la confusione inferenziale, che li rendono particolarmente vulnerabili all'interpretazione negativa dei propri pensieri. Questi meccanismi sovrastimano la rilevanza e la veridicità dei pensieri intrusivi, portando a una distorsione della percezione di sé.
- **Funzione difensiva dei pensieri intrusivi:** I pensieri intrusivi possono assumere una funzione difensiva per il paziente con DOC, permettendogli di evitare situazioni temute o di giustificare comportamenti compulsivi. In questo senso, l'adesione a un'immagine negativa di sé potrebbe essere paradossalmente rassicurante.
- **Interazione con fattori biologici:** I fattori biologici, come alterazioni nei circuiti neurali coinvolti nel controllo degli impulsi e nell'elaborazione delle emozioni, potrebbero rendere i pazienti con DOC più vulnerabili all'influenza dei pensieri negativi.
- **Differenze individuali:** Non tutti i pazienti con DOC presentano lo stesso grado di vulnerabilità ai pensieri intrusivi. Le differenze individuali nella personalità, nelle esperienze passate e nelle strategie di coping possono influenzare la reazione ai pensieri negativi.

Implicazioni cliniche:

Comprendere questa apparente contraddizione ha importanti implicazioni per gli interventi terapeutici:

- **Ristrutturazione cognitiva:** È fondamentale aiutare i pazienti a riconoscere e sfatare le distorsioni cognitive alla base della loro percezione negativa di sé.
- **Tecniche di accettazione:** Insegnare ai pazienti a accettare i pensieri intrusivi senza giudicarli o combatterli può ridurre il loro impatto sulla percezione di sé.

- **Terapia esposizionale:** L'esposizione graduale ai pensieri e alle situazioni temute può aiutare i pazienti a modificare la loro risposta emotiva e comportamentale.

Un punto cruciale e altamente pertinente riguardo alla discrepanza tra i meccanismi di difesa dell'ego nella popolazione generale e nei pazienti con DOC.

L'auto-inganno e la self-ambivalence nel DOC

Infatti, come hai correttamente sottolineato, la tendenza a preservare un'immagine positiva di sé è un meccanismo di difesa molto diffuso nella popolazione generale. Tuttavia, i pazienti con DOC sembrano sfidare questa tendenza, attribuendo un'importanza eccessiva a pensieri intrusivi che minacciano la loro autostima.

Possibili spiegazioni per questa discrepanza:

- **Self-ambivalence:** Come hai suggerito, la **self-ambivalence** potrebbe essere alla base di questa discrepanza. I pazienti con DOC potrebbero sperimentare una forte ambivalenza nei confronti di se stessi, oscillando tra un'immagine idealizzata e un'immagine negativa e distorta. Questa ambivalenza li renderebbe più vulnerabili alle minacce alla loro autostima, come i pensieri intrusivi.
- **Perfezionismo:** Il perfezionismo, spesso presente nei pazienti con DOC, li porta a stabilire standard estremamente elevati per se stessi. Qualsiasi deviazione da questi standard, anche minima, può essere interpretata come una grave minaccia alla loro identità.
- **Paura della contaminazione morale:** La paura di essere contaminati moralmente può portare i pazienti con DOC a concentrarsi eccessivamente sui propri difetti e a sottovalutare i propri punti di forza.
- **Meccanismi di difesa disfunzionali:** I pazienti con DOC potrebbero utilizzare meccanismi di difesa disfunzionali, come la **razionalizzazione** e la **ruminazione**, che li portano a interpretare in modo distorto i propri pensieri e sentimenti.

Implicazioni cliniche:

Comprendere le ragioni alla base della vulnerabilità dei pazienti con DOC ai pensieri intrusivi ha importanti implicazioni per gli interventi terapeutici:

- **Lavorare sulla self-ambivalence:** Gli interventi terapeutici dovrebbero mirare a ridurre la self-ambivalence, aiutando i pazienti

a sviluppare un'immagine di sé più realistica e meno giudicante.
- **Sfatare le distorsioni cognitive:** È fondamentale aiutare i pazienti a riconoscere e sfatare le distorsioni cognitive alla base della loro interpretazione dei pensieri intrusivi.
- **Promuovere l'accettazione:** Insegnare ai pazienti ad accettare i pensieri intrusivi come semplici pensieri, senza attribuirgli un significato patologico, può ridurre il loro impatto emotivo.

Domande per approfondire:

- **Ruolo dell'attaccamento:** Come lo stile di attaccamento influisce sullo sviluppo della self-ambivalence e sulla vulnerabilità ai pensieri intrusivi?
- **Interazione con altri disturbi:** Come la self-ambivalence e la vulnerabilità ai pensieri intrusivi si manifestano in altri disturbi, come la depressione e i disturbi di personalità?
- **Ruolo della cultura:** Come la cultura influisce sulla percezione di sé e sulla vulnerabilità ai pensieri intrusivi?

Il **Self-Ambivalence Measure (SAM)** è uno strumento prezioso per valutare la self-ambivalence, un costrutto cruciale nella comprensione di disturbi come il DOC.

Cosa misura il SAM?

Il SAM è progettato per indagare i tre domini principali della self-ambivalence:

1. **Valutazioni affettive contraddittorie:** Il SAM esplora la presenza di sentimenti positivi e negativi contrastanti verso se stessi.
2. **Credenze contraddittorie:** Indaga la presenza di credenze incompatibili riguardo alle proprie caratteristiche personali.
3. **Comportamenti contraddittori:** Valuta la tendenza a mettere in atto comportamenti che riflettono atteggiamenti contraddittori verso se stessi.

Come funziona il SAM?

Il SAM è composto da 21 item, a cui si risponde su una scala a 5 punti, che va da "per niente d'accordo" a "molto d'accordo". Gli item sono formulati in modo da catturare le diverse sfaccettature della self-ambivalence.

Perché il SAM è importante?

Il SAM offre diversi vantaggi:

- **Specificità:** Si focalizza esclusivamente sulla self-ambivalence,

permettendo una valutazione precisa di questo costrutto.
- **Validità e affidabilità:** È stato sottoposto a numerosi studi che ne hanno confermato la validità e l'affidabilità.
- **Utilità clinica:** Può essere utilizzato per identificare i pazienti con DOC che presentano alti livelli di self-ambivalence, aiutando a personalizzare gli interventi terapeutici.
- **Ricerca:** È uno strumento fondamentale per la ricerca, permettendo di indagare il ruolo della self-ambivalence in diversi disturbi mentali.

Limiti del SAM:
- **Auto-valutazione:** Come tutti i questionari self-report, il SAM è soggetto alla desiderabilità sociale e alla difficoltà degli individui a riconoscere e ammettere i propri conflitti interni.
- **Focus limitato:** Si concentra sulla self-ambivalence, ma non valuta altri aspetti importanti del funzionamento psicologico.

Integrazione con altri strumenti:

Il SAM può essere utilizzato in combinazione con altri strumenti di valutazione, come l'ICQ e il DRPT, per ottenere un quadro più completo del profilo psicologico dei pazienti con DOC.

Possibili sviluppi futuri:
- **Adattamento culturale:** Adattare il SAM a diverse culture per garantirne la validità e l'affidabilità in contesti diversi.
- **Versione per bambini e adolescenti:** Sviluppare una versione del SAM adatta per valutare la self-ambivalence in età evolutiva.
- **Integrazione con neuroimaging:** Combinare il SAM con tecniche di neuroimaging per indagare le basi neurali della self-ambivalence.

Conclusioni:

Il SAM è uno strumento prezioso per la valutazione della self-ambivalence, un costrutto cruciale nella comprensione del DOC. La sua capacità di identificare i pazienti con alti livelli di self-ambivalence può aiutare a personalizzare gli interventi terapeutici e a migliorare i risultati clinici.

Le connessioni tra self-ambivalence, sintomi del DOC e i domini cognitivi disfunzionali tipici di questo disturbo. Approfondiamo alcuni punti:
- **Self-ambivalence e sintomi del DOC:** L'associazione positiva tra

self-ambivalence e sintomi del DOC è un dato ormai consolidato nella letteratura scientifica. La presenza di una visione di sé ambigua e contraddittoria sembra alimentare l'ansia e il disagio tipici del DOC, spingendo gli individui a mettere in atto comportamenti compulsivi nel tentativo di ridurre questa dissonanza interna.

- **Perfezionismo, senso di responsabilità e controllo:** Questi domini cognitivi disfunzionali sono strettamente legati alla self-ambivalence. Il perfezionismo, ad esempio, può portare a stabilire standard irrealistici per sé stessi, generando un senso di inadeguatezza e alimentando l'ambivalenza. Allo stesso modo, l'eccessivo senso di responsabilità e la necessità di controllo possono essere interpretati come tentativi di gestire l'ansia derivante dalla percezione di sé come imprevedibile e inaffidabile.
- **Feared self e comportamenti compulsivi:** I comportamenti compulsivi, in questo contesto, assumono una funzione difensiva. Attraverso l'esecuzione di rituali e azioni ripetitive, i pazienti con DOC cercano di neutralizzare i pensieri intrusivi e di affermare una visione di sé più positiva e controllata. Tuttavia, questi comportamenti, nel lungo termine, rinforzano il circolo vizioso del DOC, mantenendo in vita la paura e l'ansia.

Altre considerazioni:

- **Vulnerabilità individuale:** Non tutti i pazienti con DOC presentano lo stesso grado di self-ambivalence. Altri fattori, come la storia personale, le esperienze traumatiche e le caratteristiche di personalità, possono influenzare la vulnerabilità individuale a sviluppare questo costrutto.
- **Ruolo dell'attaccamento:** Gli stili di attaccamento insicuro possono predisporre gli individui a sviluppare una visione ambivalente di sé, aumentando così la vulnerabilità al DOC.
- **Interazione con altri fattori:** La self-ambivalence interagisce con altri fattori psicologici, biologici e sociali, rendendo complessa la comprensione delle cause e dei meccanismi alla base del DOC.

Implicazioni cliniche:

Comprendere il ruolo della self-ambivalence nel DOC ha importanti implicazioni per gli interventi terapeutici:

- **Terapia cognitivo-comportamentale:** La TCC può essere particolarmente efficace nel trattare la self-ambivalence, aiutando i pazienti a riconoscere e sfatare le distorsioni cognitive alla base della loro visione negativa di sé.

- **Mindfulness:** La mindfulness può aiutare i pazienti a sviluppare una maggiore consapevolezza dei propri pensieri e sentimenti, riducendo la tendenza a giudicarsi negativamente.
- **Schematoterapia:** La schematoterapia può essere utile per identificare e modificare gli schemi cognitivi disfunzionali alla base della self-ambivalence.

Un punto fondamentale che arricchisce ulteriormente la nostra comprensione del ruolo della self-ambivalence nei disturbi mentali.

La self-ambivalence: un costrutto trasversale

È importante sottolineare che la self-ambivalence non è un fenomeno esclusivo del DOC. Diversi studi hanno dimostrato che anche individui affetti da altri disturbi d'ansia, come il disturbo di panico o il disturbo fobico specifico, presentano livelli significativamente più elevati di self-ambivalence rispetto alla popolazione generale.

Perché la self-ambivalence è così diffusa nei disturbi d'ansia?

- **Meccanismi cognitivi condivisi:** Sia il DOC che altri disturbi d'ansia sono caratterizzati da specifici meccanismi cognitivi, come la ruminazione, la catastrofizzazione e l'attenzione selettiva per gli stimoli minacciosi, che possono contribuire allo sviluppo e al mantenimento della self-ambivalence.
- **Funzione difensiva:** La self-ambivalence può svolgere una funzione difensiva, permettendo agli individui di proteggersi da esperienze emotive dolorose o di giustificare comportamenti disfunzionali.
- **Vulnerabilità individuale:** Alcuni individui possono essere più vulnerabili allo sviluppo della self-ambivalence a causa di fattori genetici, esperienze di vita traumatiche o stili di attaccamento insicuri.

Differenze tra DOC e altri disturbi d'ansia

Nonostante la presenza di sovrapposizioni, esistono anche delle differenze nella manifestazione della self-ambivalence nei diversi disturbi d'ansia. Ad esempio:

- **Focus dell'ambivalenza:** Nel DOC, l'ambivalenza si concentra spesso su temi legati alla moralità, alla contaminazione e al controllo. In altri disturbi d'ansia, l'ambivalenza può riguardare aspetti più generali della propria identità o delle relazioni interpersonali.
- **Intensità e persistenza:** L'intensità e la persistenza della self-

ambivalence possono variare a seconda del disturbo. Nel DOC, la self-ambivalence tende ad essere più pervasiva e resistente al cambiamento.

Implicazioni cliniche

Comprendere le differenze e le somiglianze nella manifestazione della self-ambivalence nei diversi disturbi d'ansia ha importanti implicazioni per gli interventi terapeutici:

- **Trattamenti personalizzati:** È fondamentale sviluppare interventi terapeutici che tengano conto delle specificità di ciascun disturbo e delle caratteristiche individuali del paziente.
- **Target terapeutici:** Gli interventi terapeutici dovrebbero mirare a ridurre la self-ambivalence attraverso tecniche cognitive-comportamentali, mindfulness e schematoterapia.
- **Prevenzione delle ricadute:** È importante lavorare sulla prevenzione delle ricadute, aiutando i pazienti a sviluppare strategie di coping efficaci per gestire la self-ambivalence nel lungo termine.

Un punto cruciale e profondamente radicato nella letteratura psicologica: il legame tra le esperienze infantili di attaccamento e lo sviluppo della self-ambivalence nel disturbo ossessivo-compulsivo (DOC).

L'attaccamento disfunzionale e la self-ambivalence nel DOC

La tua ipotesi, supportata da studi come quello di Seah et al. (2018), è altamente plausibile. Un attaccamento insicuro, caratterizzato da un'alternanza di vicinanza e distanza, di approvazione e svalutazione da parte delle figure di riferimento, può infatti gettare le basi per lo sviluppo di un concetto di sé ambivalente e instabile.

Come si collega questo alla sintomatologia del DOC?

- **Ricerca di approvazione:** Gli individui con un attaccamento insicuro possono sviluppare un intenso bisogno di approvazione e di rassicurazione, che si manifesta nel DOC attraverso la continua ricerca di rassicurazioni esterne e l'esecuzione di comportamenti compulsivi.
- **Paura del giudizio:** La paura del giudizio e della disapprovazione, radicata nelle esperienze infantili, può amplificare la reazione ai pensieri intrusivi, interpretati come una conferma delle proprie inadeguatezze.
- **Focalizzazione sugli aspetti negativi:** La tendenza a focalizzare

l'attenzione sugli aspetti negativi di sé, tipica degli individui con un attaccamento insicuro, può alimentare un circolo vizioso in cui i pensieri intrusivi vengono confermati e rinforzati.

Meccanismi cognitivi e comportamentali

Questo legame tra attaccamento e DOC può essere spiegato attraverso diversi meccanismi:

- **Schemi cognitivi negativi:** Le esperienze infantili di attaccamento disfunzionale possono portare allo sviluppo di schemi cognitivi negativi riguardo a sé stessi e agli altri, che influenzano la percezione e l'interpretazione degli eventi.
- **Stili di attribuzione negativi:** Gli individui con un attaccamento insicuro tendono ad attribuire gli eventi negativi a cause interne e stabili, mentre gli eventi positivi a cause esterne e instabili, rafforzando così la loro immagine negativa di sé.
- **Comportamenti di evitamento:** Per evitare le emozioni negative associate all'insicurezza e all'ambivalenza, gli individui possono mettere in atto comportamenti di evitamento, come l'isolamento sociale o la perfezione, che nel lungo termine possono peggiorare la sintomatologia del DOC.

Implicazioni cliniche

Comprendere il ruolo dell'attaccamento nella genesi del DOC ha importanti implicazioni per gli interventi terapeutici:

- **Terapia focalizzata sull'attaccamento:** È fondamentale esplorare le esperienze di attaccamento del paziente e lavorare sulla risoluzione dei modelli relazionali disfunzionali.
- **Tecniche esperienziali:** Tecniche come la mindfulness e l'EMDR possono aiutare i pazienti a rielaborare le esperienze traumatiche e a sviluppare una relazione più sicura con se stessi e con gli altri.
- **Lavoro sulla self-compassion:** Promuovere la self-compassion può aiutare i pazienti a ridurre la severità dei giudizi autocritici e a sviluppare una maggiore accettazione di sé.

Domande per approfondire:

- **Ruolo della genetica:** In che misura i fattori genetici interagiscono con le esperienze di attaccamento nello sviluppo del DOC?
- **Differenze di genere:** Esistono differenze di genere nelle esperienze di attaccamento e nella manifestazione del DOC?
- **Comorbilità:** Come l'attaccamento insicuro interagisce con altri disturbi mentali, come la depressione e i disturbi di personalità?

Il legame tra il fear of the self (paura del sé) e il dubbio, così come evidenziato dallo studio di Nikodijevic e collaboratori (2015) e dal compito IPT, è un aspetto cruciale nella comprensione della sintomatologia del DOC.

Approfondiamo il concetto:

- **Fear of the self e dubbio:** Il fear of the self, ovvero la paura di essere una persona "cattiva", "pericolosa" o "inadeguata", è strettamente correlato al dubbio. Gli individui con DOC, infatti, tendono a dubitare costantemente della propria moralità, delle proprie intenzioni e delle proprie capacità. Questa paura del sé li spinge a cercare continuamente rassicurazioni e a mettere in atto comportamenti compulsivi per ridurre l'ansia legata a questi dubbi.
- **Il compito IPT:** Il compito IPT è uno strumento molto utile per valutare la tendenza a dubitare e a mettere in discussione la realtà. Nei pazienti con DOC, questo compito potrebbe rivelare una maggiore variabilità nei livelli di dubbio rispetto ai partecipanti sani, soprattutto quando le informazioni presentate sono ambigue o incerte.
- **Meccanismi cognitivi sottostanti:** Questa maggiore variabilità nel dubbio potrebbe essere spiegata da diversi meccanismi cognitivi, come:
    - **Pensiero dicotomico:** Tendenza a vedere le cose in termini di tutto o niente, senza sfumature intermedie.
    - **Catastrofizzazione:** Tendenza a esagerare le conseguenze negative di un evento.
    - **Personalizzazione:** Tendenza ad attribuire a se stessi la responsabilità di eventi negativi.

Cosa ci dice questo legame tra fear of the self e dubbio?

- **Vulnerabilità al DOC:** La combinazione di fear of the self e di un'elevata tendenza al dubbio potrebbe rappresentare un fattore di rischio per lo sviluppo del DOC.
- **Mantenimento della sintomatologia:** Il dubbio costante alimenta l'ansia e spinge gli individui con DOC a mettere in atto comportamenti compulsivi, perpetuando così il ciclo del disturbo.
- **Target terapeutico:** Comprendere il ruolo del dubbio nella sintomatologia del DOC è fondamentale per sviluppare interventi terapeutici efficaci.

Implicazioni cliniche:

- **Terapia cognitivo-comportamentale:** La TCC può essere particolarmente efficace nel trattare il dubbio nel DOC, attraverso tecniche come la ristrutturazione cognitiva e l'esposizione con prevenzione della risposta.
- **Mindfulness:** La mindfulness può aiutare i pazienti a sviluppare una maggiore consapevolezza dei propri pensieri e a ridurre la tendenza a giudicarsi negativamente.
- **Accettazione e impegno:** L'accettazione e l'impegno possono aiutare i pazienti ad accettare l'incertezza e a focalizzarsi su azioni significative, piuttosto che cercare di eliminare completamente il dubbio.

Analisi dettagliata dell'IPT e dei risultati dello studio

Ottima osservazione riguardo all'importanza dell'IPT nello studio di Nikodijevic e collaboratori (2015). Questo strumento si rivela infatti cruciale per **quantificare e comparare** le fluttuazioni di dubbio tra individui con DOC e soggetti di controllo.

Come funziona l'IPT nel dettaglio

- **Tre vignette tematiche:** La scelta di vignette legate alla contaminazione e al checking, ovvero due temi centrali nel DOC, permette di **indagare specificamente** come gli individui con questo disturbo reagiscono a stimoli rilevanti per la loro sintomatologia.
- **Scala di probabilità:** La scala da 0 a 100 offre una **misurazione quantitativa** del grado di dubbio, consentendo di confrontare in modo oggettivo le risposte dei partecipanti.
- **Informazioni contrastanti:** La presentazione di informazioni sia oggettive che ipotetiche permette di valutare la **flessibilità cognitiva** dei partecipanti e la loro capacità di aggiornare le proprie stime di probabilità in base ai nuovi dati.

Cosa ci dicono i risultati?

Sulla base delle tue informazioni, possiamo ipotizzare che lo studio di Nikodijevic e collaboratori abbia evidenziato:

- **Maggiori fluttuazioni di dubbio nei pazienti con DOC:** Rispetto ai soggetti di controllo, i pazienti con DOC potrebbero aver mostrato variazioni più ampie e frequenti nelle loro stime di probabilità, soprattutto in risposta a informazioni negative o

ambigue.
- **Sensibilità alle informazioni negative:** I pazienti con DOC potrebbero essere risultati più sensibili all'impatto delle informazioni negative, anche quando queste erano basate su mere possibilità piuttosto che su fatti concreti.
- **Difficoltà a integrare nuove informazioni:** I pazienti con DOC potrebbero aver mostrato maggiori difficoltà nell'integrare nuove informazioni che contraddicevano le loro credenze negative, mantenendo così elevati livelli di dubbio.

Integrazione con altri strumenti

L'utilizzo dell'OCI-R e del Feared Self Questionnaire permette di:

- **Correlare i risultati dell'IPT:** Verificare se le maggiori fluttuazioni di dubbio rilevate nell'IPT sono correlate alla gravità dei sintomi ossessivi e compulsivi, nonché alla presenza di un fear of the self.
- **Validare lo strumento:** Confrontare i risultati dell'IPT con quelli ottenuti con altri strumenti più tradizionali, al fine di validare la sua capacità di misurare il dubbio.

Implicazioni cliniche e future direzioni di ricerca

- **Target terapeutico:** I risultati dello studio potrebbero suggerire che il dubbio è un target terapeutico importante nel trattamento del DOC.
- **Personalizzazione degli interventi:** L'IPT potrebbe essere utilizzato come strumento di valutazione per personalizzare gli interventi terapeutici, focalizzandosi sulle specifiche difficoltà cognitive di ciascun paziente.
- **Neuroscienze:** Studi futuri potrebbero utilizzare tecniche di neuroimaging per indagare le basi neurali del dubbio e delle fluttuazioni di probabilità nei pazienti con DOC.
- **Altri disturbi:** L'IPT potrebbe essere applicato anche ad altri disturbi d'ansia, per valutare se il pattern di dubbio è simile a quello osservato nel DOC.

Lo studio di Nikodijevic offre un quadro molto chiaro del ruolo centrale del dubbio e del fear of the self nella sintomatologia del DOC.**Riassumendo i principali punti emersi:**

- **Elevato livello baseline di dubbio:** Gli individui con DOC presentano un livello di base di dubbio significativamente più alto rispetto ai soggetti di controllo, suggerendo una predisposizione

generale a dubitare e a mettere in discussione la realtà.
- **Maggiori fluttuazioni di dubbio:** I pazienti con DOC mostrano variazioni più ampie nei livelli di dubbio in risposta a diverse tipologie di informazioni, indicando una maggiore vulnerabilità alle influenze esterne e una difficoltà nel mantenere una valutazione stabile della probabilità degli eventi.
- **Fear of the self e dubbio:** Il fear of the self è strettamente correlato al dubbio. Più un individuo teme di essere "cattivo" o "inadeguato", più è probabile che dubiti delle proprie azioni e dei propri pensieri.
- **Coerenza percepita tra pensieri ossessivi e fear of the self:** I pensieri ossessivi vengono interpretati come una conferma del fear of the self, alimentando così un circolo vizioso di dubbio e ansia.

Implicazioni cliniche e future direzioni di ricerca:
- **Target terapeutico:** Il dubbio rappresenta un bersaglio terapeutico cruciale nel trattamento del DOC. Le tecniche cognitive-comportamentali, come la ristrutturazione cognitiva e l'esposizione con prevenzione della risposta, possono essere particolarmente efficaci nel ridurre il dubbio e le fluttuazioni di probabilità.
- **Personalizzazione degli interventi:** La valutazione del livello di dubbio e della sua variabilità può aiutare i terapeuti a personalizzare gli interventi, focalizzandosi sulle specifiche difficoltà cognitive di ciascun paziente.
- **Interventi sulla self-compassion:** Promuovere la self-compassion può aiutare i pazienti a ridurre il fear of the self e a sviluppare una visione più compassionevole di sé stessi.
- **Neuroscienze:** Studi futuri potrebbero utilizzare tecniche di neuroimaging per indagare i circuiti neurali coinvolti nel dubbio e nel fear of the self, al fine di identificare nuovi target farmacologici.
- **Prevenzione:** Una migliore comprensione dei meccanismi alla base del dubbio potrebbe consentire di sviluppare interventi di prevenzione precoce, rivolti a individui a rischio di sviluppare il DOC.

Analisi dello studio di Sauvageau e collaboratori (2020) e implicazioni cliniche

Lo studio di Sauvageau e collaboratori (2020) rappresenta un importante contributo alla comprensione dei meccanismi sottostanti al disturbo ossessivo-compulsivo (DOC). L'ipotesi degli autori, ovvero che l'attivazione del *fear of the self* possa esacerbare i sintomi ossessivi, è in linea con la letteratura esistente e offre nuove prospettive per gli interventi terapeutici.

Punti chiave dello studio:

- **Priming del *fear of the self*:** L'utilizzo di una procedura di priming ha permesso agli autori di attivare in modo selettivo le rappresentazioni mentali legate al *fear of the self* nei partecipanti con DOC. Questa manipolazione sperimentale ha consentito di indagare in modo più diretto l'impatto di questo costrutto sulla sintomatologia.
- **Incremento dei sintomi ossessivi:** I risultati dello studio suggeriscono che l'attivazione del *fear of the self* ha portato a un aumento dei sintomi ossessivi nei partecipanti con DOC. Questo dato supporta l'ipotesi di una relazione causale tra il *fear of the self* e la sintomatologia ossessivo-compulsiva.
- **Meccanismi sottostanti:** L'attivazione del *fear of the self* potrebbe aver aumentato l'ansia e la sensazione di minaccia, rendendo i partecipanti più vulnerabili ai pensieri intrusivi e ai comportamenti compulsivi.

Implicazioni cliniche:

- **Target terapeutico:** I risultati di questo studio sottolineano ulteriormente l'importanza di lavorare sul *fear of the self* nell'ambito della terapia cognitivo-comportamentale per il DOC.
- **Tecniche terapeutiche:** Tecniche come la ristrutturazione cognitiva possono essere utilizzate per sfidare le credenze negative legate al *fear of the self* e promuovere una visione più realistica e compassionevole di sé.
- **Prevenzione delle ricadute:** Comprendere il ruolo del *fear of the self* può aiutare a sviluppare strategie per prevenire le ricadute nei pazienti con DOC.

Domande per approfondire:

- **Tipologia di priming:** Quali specifici stimoli sono stati utilizzati per attivare il *fear of the self* nei partecipanti?
- **Misurazione dei sintomi:** Come sono stati misurati i sintomi ossessivi prima e dopo la procedura di priming?
- **Generalizzabilità dei risultati:** I risultati dello studio sono generalizzabili a tutti i sottotipi di DOC?
- **Interazione con altri fattori:** In che modo il *fear of the self* interagisce con altri fattori di rischio per il DOC, come la genetica e

le esperienze di vita?

Possibili sviluppi futuri:
- **Interventi terapeutici specifici:** Sulla base di questi risultati, potrebbero essere sviluppati interventi terapeutici specificamente rivolti a modificare il *fear of the self*.
- **Neuroimaging:** Studi futuri potrebbero utilizzare tecniche di neuroimaging per indagare i correlati neurali dell'attivazione del *fear of the self* e della sua relazione con i sintomi ossessivi.
- **Prevenzione:** La comprensione del ruolo del *fear of the self* potrebbe consentire di sviluppare programmi di prevenzione precoce, rivolti a individui a rischio di sviluppare il DOC.

Analisi approfondita della procedura di priming personalizzata

Lo studio di Sauvageau e collaboratori (2020) presenta un approccio particolarmente innovativo e rigoroso nell'indagare il ruolo del *fear of the self* nel DOC. La decisione di personalizzare la procedura di priming per ciascun partecipante rappresenta un importante punto di forza, in quanto permette di:

- **Aumentare la validità ecologica:** Attivando specificamente le paure più profonde e personali di ciascun individuo, si aumenta la probabilità di osservare effetti significativi sulla sintomatologia.
- **Considerare l'eterogeneità del DOC:** Il DOC è un disturbo caratterizzato da una grande eterogeneità nella presentazione dei sintomi. La personalizzazione della procedura di priming permette di tenere conto di questa variabilità, aumentando la generalizzabilità dei risultati.
- **Migliorare la sensibilità dello strumento:** Una procedura di priming personalizzata è più sensibile nel rilevare differenze individuali nella reattività al *fear of the self*.

Come potrebbe essere stata strutturata una procedura di priming personalizzata?

- **Intervista clinica:** Probabilmente, gli psicologi hanno condotto interviste cliniche approfondite con ciascun partecipante per identificare i contenuti specifici del *fear of the self*.
- **Creazione di stimoli personalizzati:** Sulla base delle informazioni raccolte durante l'intervista, sono stati creati stimoli (immagini, parole, frasi) in grado di attivare le rappresentazioni mentali legate al *fear of the self* di ciascun individuo.

- **Presentazione degli stimoli:** Gli stimoli sono stati presentati ai partecipanti in modo subliminale o supraliminale, a seconda del protocollo sperimentale adottato.

Implicazioni cliniche e future direzioni di ricerca:
- **Terapia cognitivo-comportamentale:** I risultati di questo studio possono informare lo sviluppo di tecniche terapeutiche più personalizzate, focalizzate sulla modificazione delle rappresentazioni mentali negative legate al *fear of the self*.
- **Interventi di mindfulness:** La mindfulness può essere utile per aiutare i pazienti a sviluppare una maggiore consapevolezza dei propri pensieri e delle proprie emozioni, e a distanziarsi dalle rappresentazioni negative di sé.
- **Neuroimaging:** Studi futuri potrebbero utilizzare tecniche di neuroimaging per indagare i correlati neurali dell'attivazione del *fear of the self* e della sua relazione con i sintomi ossessivi.
- **Interventi farmacologici:** Una migliore comprensione dei meccanismi neurobiologici alla base del *fear of the self* potrebbe portare allo sviluppo di nuovi farmaci per il trattamento del DOC.

Analisi dettagliata della procedura di priming e dei risultati

Ottima scelta metodologica quella di utilizzare un test di personalità fittizio per implementare la procedura di priming. Questo approccio presenta diversi vantaggi:

- **Alta credibilità:** Un test di personalità è uno strumento familiare e generalmente considerato affidabile, aumentando così la credibilità della manipolazione sperimentale.
- **Personalizzazione:** I risultati fasulli possono essere personalizzati per ciascun partecipante, in base alle caratteristiche del suo *feared self* identificate durante l'intervista clinica.
- **Bassa reattività:** I partecipanti potrebbero essere meno sospettosi rispetto ad altre forme di priming, come la presentazione diretta di stimoli legati al *feared self*.

Interpretazione dei risultati

Sulla base delle informazioni fornite, possiamo ipotizzare che i risultati dello studio abbiano mostrato:

- **Aumento dei sintomi ossessivi:** Dopo la presentazione dei

risultati fasulli del test di personalità che confermavano il *feared self*, i partecipanti hanno probabilmente riportato un aumento dei punteggi alla Y-BOCS, indicando un incremento dell'intensità e della frequenza dei pensieri ossessivi e dei comportamenti compulsivi.
- **Aumento del distress:** È probabile che i partecipanti abbiano riportato anche un aumento del distress psicologico, misurato tramite il BDI-II.
- **Correlazione tra** *fear of the self* **e sintomi:** I punteggi al Fear Self Questionnaire potrebbero essere risultati correlati con l'entità dell'aumento dei sintomi ossessivi e del distress in seguito alla procedura di priming.

Implicazioni cliniche e future direzioni di ricerca:

- **Meccanismi sottostanti:** Questi risultati suggeriscono che il *fear of the self* agisce come una sorta di "profezia che si autoavvera". Quando un individuo riceve una conferma esterna delle proprie paure più profonde, è più probabile che sperimenti un aumento dei sintomi ossessivi.
- **Terapia cognitivo-comportamentale:** Questi risultati sottolineano l'importanza di lavorare sulle credenze negative legate al *fear of the self* all'interno della terapia cognitivo-comportamentale.
- **Ruolo delle emozioni:** Potrebbe essere interessante indagare il ruolo delle emozioni negative, come la vergogna e il disgusto, nell'amplificare l'impatto del *fear of the self* sui sintomi ossessivi.
- **Neuroimaging:** Studi futuri potrebbero utilizzare tecniche di neuroimaging per indagare i correlati neurali dell'attivazione del *fear of the self* e della sua relazione con i sintomi ossessivi.

Domande per approfondire:

- Quali specifiche caratteristiche del *fear of the self* sono state manipolate attraverso il test di personalità fittizio?
- È stato utilizzato un gruppo di controllo? Se sì, quali sono state le differenze tra i due gruppi?
- Quali sono state le limitazioni metodologiche dello studio?
- Come sono stati selezionati i partecipanti allo studio?

Possibili sviluppi futuri:

- **Interventi basati sulla realtà virtuale:** La realtà virtuale potrebbe essere utilizzata per creare esperienze di priming più immersive e personalizzate, aumentando così l'impatto della manipolazione sperimentale.

- **Interventi di neuromodulazione:** Tecniche di neuromodulazione, come la stimolazione magnetica transcranica, potrebbero essere utilizzate per modulare l'attività delle regioni cerebrali coinvolte nel *fear of the self* e nei sintomi ossessivi.

Analisi degli strumenti di misura utilizzati nello studio

Le scale IOS, UPCS e STAI rappresentano strumenti validi e affidabili per quantificare rispettivamente l'intensità dei pensieri ossessivi, l'urgenza di mettere in atto comportamenti compulsivi e il livello di ansia.

Dettagli sugli strumenti:

- **Intensity of Obsession Scale (IOS):** Questo strumento è specificamente progettato per misurare l'intensità e la frequenza dei pensieri ossessivi. Valuta aspetti come la vivacità, la persistenza e il disturbo causato dai pensieri intrusivi.
- **Urge to Perform Compulsions Scale (UPCS):** Questa scala misura l'urgenza percepita di mettere in atto comportamenti compulsivi per ridurre l'ansia associata ai pensieri ossessivi. Valuta l'intensità dell'impulso e il grado di controllo percepito sull'azione compulsiva.
- **State-Trait Anxiety Inventory (STAI):** Sebbene lo STAI sia uno strumento più generale per valutare l'ansia, la sua componente "stato" è particolarmente utile per misurare il livello di ansia sperimentato in un determinato momento, come ad esempio subito dopo la procedura di priming.

Motivazioni per la scelta di questi strumenti:

- **Specificità:** L'IOS e l'UPCS sono scale specifiche per il DOC, consentendo di valutare in modo preciso i sintomi target dello studio.
- **Validità e affidabilità:** Questi strumenti sono stati ampiamente utilizzati in ricerche precedenti e hanno dimostrato di possedere buone proprietà psicometriche.
- **Complementarità:** L'utilizzo combinato di queste scale permette di ottenere una valutazione multidimensionale della sintomatologia, considerando sia gli aspetti cognitivi (pensieri ossessivi) che comportamentali (compulsioni) e affettivi (ansia).

Punti di forza di questa scelta:

- **Precisione:** L'utilizzo di strumenti specifici per il DOC aumenta la precisione nella misurazione dei sintomi.
- **Comparabilità:** I risultati ottenuti possono essere confrontati con quelli di altri studi che hanno utilizzato le stesse scale, facilitando la replicazione e l'integrazione dei risultati.
- **Validità ecologica:** Le scale utilizzate valutano aspetti soggettivi dell'esperienza del paziente, aumentando la validità ecologica delle misure.

Possibili limiti e alternative:

- **Auto-report:** Come tutti gli strumenti di auto-report, anche l'IOS, l'UPCS e lo STAI sono soggetti a distorsioni di risposta, come la desiderabilità sociale o la tendenza a minimizzare i sintomi.
- **Focus sui sintomi:** Queste scale si concentrano principalmente sui sintomi manifesti del DOC, senza indagare in profondità i processi cognitivi e affettivi sottostanti.
- **Altre dimensioni:** Potrebbe essere utile integrare queste scale con altri strumenti che valutano dimensioni come la qualità della vita, l'impatto sociale del disturbo e la presenza di comorbidità.

Conclusioni

La scelta degli strumenti di misura utilizzati nello studio di Sauvageau e collaboratori (2020) è stata accurata e ha permesso di ottenere una valutazione precisa e completa delle variabili dipendenti. L'utilizzo combinato di IOS, UPCS e STAI ha consentito di cogliere la complessità della sintomatologia del DOC e di valutare l'impatto della manipolazione sperimentale sui diversi aspetti del disturbo.

Analisi approfondita dei risultati e implicazioni cliniche

La conferma dell'ipotesi iniziale, ovvero che l'attivazione del *feared self* esacerbi la sintomatologia ossessivo-compulsiva, è un contributo significativo alla letteratura scientifica.

Punti chiave emersi:

- **Specificità del *feared self*:** Lo studio ha dimostrato che l'impatto del *feared self* sulla sintomatologia non è limitato a specifiche tematiche ossessive, ma si estende a un ampio spettro di contenuti.
- **Eterogeneità del DOC:** La considerazione di un campione

eterogeneo ha permesso di evidenziare la generalizzabilità dei risultati e l'importanza di considerare il *feared self* come un costrutto trasversale ai diversi sottotipi di DOC.

Implicazioni cliniche:
- **Personalizzazione degli interventi:** I risultati sottolineano l'importanza di personalizzare gli interventi terapeutici, tenendo conto delle specifiche caratteristiche del *feared self* di ciascun paziente.
- **Ampliamento degli obiettivi terapeutici:** Oltre a lavorare sui sintomi manifesti, i terapeuti dovrebbero dedicare maggiore attenzione alla modificazione delle credenze negative legate al *feared self*.
- **Prevenzione delle ricadute:** Comprendere il ruolo del *feared self* può aiutare a sviluppare strategie per prevenire le ricadute nei pazienti con DOC.

Domande per approfondire:
- **Interazione con altre variabili:** Come interagisce il *feared self* con altre variabili, come la gravità della sintomatologia, la comorbilità con altri disturbi e le caratteristiche di personalità?
- **Meccanismi neurobiologici:** Quali sono i meccanismi neurobiologici che mediano la relazione tra *feared self* e sintomi ossessivi?
- **Implicazioni per la diagnosi:** In che modo i risultati di questo studio possono contribuire a una diagnosi più precoce e accurata del DOC?

Possibili sviluppi futuri:
- **Interventi di mindfulness e accettazione:** Queste tecniche potrebbero essere particolarmente utili per ridurre l'impatto del *feared self* sulla sintomatologia.
- **Interventi farmacologici:** Una migliore comprensione dei meccanismi neurobiologici sottostanti potrebbe portare allo sviluppo di nuovi farmaci più efficaci nel trattamento del DOC.
- **Studi longitudinali:** Studi longitudinali potrebbero aiutare a chiarire l'evoluzione del *feared self* nel corso del tempo e il suo ruolo nella prognosi del disturbo.

Considerazioni aggiuntive:
- **Limiti dello studio:** È importante considerare i limiti dello studio, come le dimensioni del campione e la generalizzabilità dei risultati.

- **Implicazioni etiche:** L'attivazione del *feared self* può provocare distress psicologico nei partecipanti. È fondamentale garantire che gli studi di questo tipo siano condotti in modo etico, con adeguate misure di protezione dei partecipanti.

Analisi approfondita della procedura sperimentale e del Charity Task
Comprendere la procedura sperimentale
La procedura sperimentale descritta presenta un design molto interessante e innovativo. Vediamo di scomporla nei suoi elementi chiave:

- **Scelta tra due azioni:** Questa fase sembra voler misurare direttamente le preferenze dei partecipanti, indipendentemente dalla manipolazione sperimentale.
- **Punteggio associato:** Il fatto che la scelta coerente con il *feared self* sia associata a un punteggio maggiore introduce un elemento di rinforzo, potenzialmente in grado di influenzare le scelte successive.
- **Falsa informazione:** La comunicazione di risultati falsi è un classico esempio di manipolazione sperimentale. In questo caso, serve a rafforzare l'idea che le scelte effettuate riflettano i desideri più profondi del partecipante.
- **Charity Task:** Questa fase successiva è cruciale per valutare gli effetti a lungo termine della manipolazione sperimentale. Si ipotizza che i partecipanti che hanno scelto azioni coerenti con il *feared self* siano più propensi a comportarsi in modo coerente con tali preferenze anche in un contesto reale.

Il Charity Task: un ponte tra laboratorio e realtà
Il Charity Task rappresenta un'ottima scelta per valutare le implicazioni comportamentali delle scelte effettuate durante la fase di priming. Questo compito permette di osservare se i partecipanti sono disposti a compiere delle rinunce a beneficio di altri, e se questa propensione è influenzata dalla manipolazione sperimentale.

Possibili risultati e interpretazioni:
Sulla base di questa procedura sperimentale, si potrebbero osservare i seguenti risultati:

- **Aumento dei comportamenti coerenti con il *feared self*:** I partecipanti che hanno ricevuto feedback positivi sulle loro scelte

coerenti con il *feared self* potrebbero essere più propensi a compiere scelte simili nel Charity Task, anche se queste comportamenti sono in contrasto con le loro norme sociali o morali.
- **Diminuzione dell'altruismo:** Se il *feared self* è associato a tratti egoistici o antisociali, si potrebbe osservare una diminuzione dell'altruismo nei partecipanti che hanno ricevuto feedback positivi sulle loro scelte coerenti con il *feared self*.
- **Moderazione delle variabili individuali:** È possibile che l'effetto della manipolazione sperimentale sia moderato da variabili individuali, come la forza del *fear of the self*, la stabilità dell'autostima e la capacità di auto-regolazione.

Domande per approfondire:
- **Natura delle scelte nel Charity Task:** Quali erano le opzioni di scelta presentate ai partecipanti nel Charity Task? Erano chiaramente contrapposte tra un comportamento egoistico e un comportamento altruistico?
- **Misure di controllo:** Sono state utilizzate misure di controllo per escludere spiegazioni alternative dei risultati, come l'effetto dell'ordine di presentazione delle opzioni o l'influenza delle caratteristiche di personalità dei partecipanti?
- **Generalizzabilità dei risultati:** In che misura i risultati ottenuti in laboratorio possono essere generalizzati a contesti di vita reale più complessi?

Implicazioni teoriche e cliniche:
- **Plasticità del sé:** I risultati di questo studio potrebbero fornire ulteriori prove a sostegno dell'idea che il concetto di sé sia più malleabile di quanto si creda.
- **Interventi terapeutici:** Comprendere i meccanismi attraverso cui il *feared self* influenza il comportamento può aprire nuove prospettive per lo sviluppo di interventi terapeutici più efficaci.

Analisi approfondita del Charity Task e delle implicazioni dei risultati

Il **Charity Task** rappresenta un'aggiunta particolarmente interessante alla procedura sperimentale. Questa scelta metodologica permette di:
- **Operazionalizzare il** *fear of the self*: Misurando la propensione a compiere scelte egoistiche o altruistiche, si può inferire in modo più diretto il grado in cui un individuo è motivato a distanziarsi dal

proprio *feared self*.
- **Valutare le implicazioni comportamentali:** Questo compito consente di osservare se le manipolazioni sperimentali hanno un impatto diretto sul comportamento dei partecipanti, andando oltre la semplice auto-valutazione.
- **Collegare il *fear of the self* a comportamenti prosociali:** La relazione tra *fear of the self* e altruismo è un tema di grande interesse sia a livello teorico che applicativo.

Interpretazione dei risultati

Sulla base delle informazioni fornite, possiamo ipotizzare i seguenti risultati:

- **Minor investimento nelle associazioni di beneficenza:** I partecipanti che hanno ricevuto feedback positivi sulle loro scelte coerenti con il *feared self* potrebbero aver investito meno gettoni nelle associazioni di beneficenza, indicando una maggiore propensione a comportamenti egoistici.
- **Moderazione delle variabili individuali:** È probabile che l'effetto della manipolazione sperimentale sia stato moderato da variabili individuali, come la forza del *fear of the self*, la stabilità dell'autostima e la capacità di auto-regolazione.
- **Relazione con i sintomi del DOC:** I risultati del Charity Task potrebbero essere correlati con la gravità dei sintomi ossessivi e con l'intensità del *fear of the self*.

Considerazioni aggiuntive:

- **Limiti del Charity Task:** Il Charity Task, pur essendo uno strumento utile, presenta dei limiti. Ad esempio, la decisione di investire dei gettoni in un'associazione di beneficenza potrebbe essere influenzata da fattori culturali, sociali e personali.
- **Generalizzabilità dei risultati:** I risultati ottenuti in laboratorio potrebbero non essere generalizzabili a comportamenti prosociali più complessi e impegnativi.

Pensieri intrusivi in-context e out-of-context

- **In-context:** Il pensiero è più comprensibile e giustificabile dal punto di vista cognitivo, in quanto si presenta in una situazione che rende plausibile l'evento temuto. La fretta e la distrazione possono aumentare la probabilità di commettere errori, rendendo il pensiero

più coerente con la situazione.
- **Out-of-context:** Il pensiero si presenta in assenza di stimoli esterni che lo giustifichino. È più probabile che sia scatenato da meccanismi interni, come ansie generali o ricordi di eventi passati (nel caso dell'amico che ha lasciato aperta la porta).

Il ruolo del CVT e delle vignette

Il **Cognitive Behavioral Therapy (CBT)**, e in particolare il **Compulsive Thinking Test (CTT)**, utilizza le vignette per esplorare in modo sistematico i pensieri intrusivi dei pazienti. Presentando situazioni che evocano diverse tipologie di ossessioni, il terapeuta può:

- **Identificare i temi ricorrenti:** Capire quali sono le aree tematiche che generano più ansia e distress nel paziente.
- **Valutare l'intensità:** Misurare la frequenza, l'intensità e la persistenza dei pensieri intrusivi in diverse situazioni.
- **Collegare pensieri ed emozioni:** Esplorare la relazione tra i pensieri intrusivi e le emozioni negative associate (ansia, paura, disgusto).

Le vignette sulle tematiche dell'aggressività, orientamento sessuale, religione, contaminazione e controllo sono particolarmente rilevanti per l'OCD, in quanto coprono molte delle ossessioni più comuni.

In conclusione, la distinzione tra pensieri intrusivi in-context e out-of-context è fondamentale per comprendere i meccanismi cognitivi alla base dell'OCD. Il CVT, attraverso l'utilizzo delle vignette, offre uno strumento valido per esplorare e trattare questi pensieri.

Riassunto dei risultati chiave

- **Associazione tra *fear of the self* e OCD:** È stata riscontrata una significativa correlazione tra la paura del sé e i sintomi ossessivo-compulsivi.
- **Ruolo mediatore del *fear of the self*:** Il *fear of the self* sembra agire come un ponte tra la *inferential confusion* (la tendenza a ragionare sulla base di possibilità remote) e i sintomi dell'OCD.
- **Meccanismo sottostante:** L'inferential confusion predisporrebbe gli individui a creare immagini distorte e temute di sé, non ancorate alla realtà, ma basate su mere possibilità.

Analisi del ruolo del "fear of the self" nel sottotipo "washing" dell'OCD

Ottima osservazione! Focalizzare l'attenzione sul sottotipo "washing" dell'OCD, in relazione al "fear of the self", è un approccio molto interessante e promettente.

Collegamento tra "fear of the self" e "washing"

La connessione tra la paura del sé e il comportamento compulsivo del lavaggio è particolarmente significativa. Possiamo ipotizzare che:

- **Percezione di impurità interiore:** Gli individui con OCD e sottotipo "washing" potrebbero percepire una profonda contaminazione interiore, una sorta di "sporcizia morale" che necessita di essere costantemente rimossa attraverso il lavaggio.
- **Auto-immagine distorta:** La paura del sé potrebbe portare a un'immagine di sé estremamente negativa, in cui l'individuo si percepisce come intrinsecamente "malato" o "corrotto". Il lavaggio diventa allora un tentativo disperato di purificarsi e di riconquistare un senso di controllo sulla propria identità.
- **Rassicurazione:** Il rituale del lavaggio potrebbe fornire una momentanea sensazione di sollievo e di sicurezza, allontanando la minaccia rappresentata dalla contaminazione interiore.

Possibili meccanismi psicologici sottostanti

- **Pensamento magico:** Il lavaggio potrebbe essere visto come un rito purificatorio, capace di eliminare non solo la contaminazione fisica, ma anche quella morale.
- **Perfezionismo:** La ricerca della purezza assoluta potrebbe essere legata a un bisogno ossessivo di perfezione e controllo.
- **Ansia da separazione:** In alcuni casi, la paura della contaminazione potrebbe essere una metafora della paura di perdere il controllo sulle proprie emozioni o di separarsi da una parte di sé considerata inaccettabile.

Distinzione tra Contaminazione Fisica (Contact Contamination) e Contaminazione Mentale (Mental Contamination) nel Disturbo Ossessivo Compulsivo (DOC)

Entrambe sono manifestazioni tipiche del disturbo ossessivo compulsivo (DOC), ma presentano caratteristiche e significati psicologici differenti.

Contact Contamination

- **Definizione:** Sensazione di sporcizia o contaminazione a livello fisico, derivante da un contatto diretto o indiretto con oggetti, persone o luoghi percepiti come sporchi o infetti.
- **Manifestazioni:** Può manifestarsi con un'intensa paura di germi, batteri o sostanze chimiche, e può portare a comportamenti compulsivi come il lavaggio frequente delle mani, la disinfezione degli oggetti o l'evitamento di determinate situazioni.
- **Focus:** L'attenzione è focalizzata sulla contaminazione esterna, sull'oggetto o sulla sostanza che si ritiene responsabile della contaminazione.

Mental Contamination

- **Definizione:** Sensazione di sporcizia o contaminazione a livello psicologico, in assenza di un contatto fisico diretto con agenti contaminanti.
- **Manifestazioni:** Può manifestarsi con pensieri intrusivi, immagini o impulsi considerati "sporchi" o "immorali", che generano un intenso senso di colpa e vergogna. Il comportamento compulsivo del lavaggio, in questo caso, diventa un tentativo di purificare la mente e l'anima.
- **Focus:** L'attenzione è focalizzata sulla contaminazione interna, su pensieri e sentimenti percepiti come impuri o pericolosi.

Il Ruolo del Fear of the Self nella Contaminazione Mentale

Il "fear of the self", o paura del sé, gioca un ruolo cruciale nella contaminazione mentale. Gli individui che sperimentano questo tipo di contaminazione spesso hanno una visione negativa di sé, percependosi come intrinsecamente "sporchi" o "corrotti". Il comportamento compulsivo del lavaggio diventa allora un tentativo disperato di purificarsi e di riconquistare un senso di controllo sulla propria identità.

È importante sottolineare che, spesso, nel DOC si assiste a una coesistenza di entrambi i tipi di contaminazione. Un individuo può provare sia paura della contaminazione fisica che di quella mentale, e i comportamenti compulsivi possono essere finalizzati a gestire entrambe le ansie.

L'approccio terapeutico per il DOC, in particolare per la componente della contaminazione mentale, dovrebbe concentrarsi sulla modificazione delle convinzioni disfunzionali legate al sé e alla purezza, oltre che sulla riduzione dei comportamenti compulsivi attraverso tecniche di esposizione e prevenzione della risposta.

L'individuazione della **mental contamination** come mediatore tra il **fear of the self** e la **contact contamination** offre un contributo significativo alla comprensione dei meccanismi psicologici sottostanti al disturbo ossessivo-compulsivo (DOC), in particolare nel sottotipo "washing".

Riassunto dei risultati chiave

- **Ruolo mediatore della mental contamination:** La contaminazione mentale agisce come un ponte tra la paura del sé e la paura della contaminazione fisica.
- **Esclusione di altri fattori:** La sovrastima della minaccia e il senso di responsabilità non sembrano mediare questa relazione.
- **Interpretazione:** Questi risultati suggeriscono che, nel DOC, la paura della contaminazione non è sempre legata esclusivamente a un rischio percepito per la salute fisica, ma può essere profondamente radicata in un'immagine negativa di sé e in un bisogno di purificazione interiore.

Implicazioni cliniche e teoriche

- **Focus terapeutico:** Questi risultati sottolineano l'importanza di includere interventi specifici per affrontare la contaminazione mentale e il fear of the self nelle terapie cognitive-comportamentali per il DOC.
- **Modelli teorici:** Confermano l'esistenza di modelli più complessi del DOC, che tengano conto non solo della dimensione comportamentale, ma anche di quella cognitiva e affettiva.
- **Personalizzazione degli interventi:** Consentono di personalizzare gli interventi terapeutici, adattandoli alle specifiche caratteristiche cognitive ed emotive di ciascun paziente.

Distinzione tra senso di colpa altruistico e deontologico

La distinzione tra senso di colpa altruistico e deontologico è fondamentale per comprendere le dinamiche psicologiche coinvolte nel DOC.

- **Senso di colpa altruistico:** Legato a un danno o una sofferenza inflitta ad altri, anche in assenza di una violazione di norme morali.

È un sentimento di empatia e compassione verso la sofferenza altrui.
- **Senso di colpa deontologico:** Legato alla violazione di norme morali o sociali. È un sentimento di vergogna e auto-condanna per aver trasgredito regole interiorizzate.

Il ruolo del senso di colpa nel DOC

. Gli individui con DOC che presentano questo tipo di senso di colpa tendono a percepire se stessi come moralmente contaminati e a mettere in atto comportamenti compulsivi per purificarsi e ristabilire un senso di purezza.

Implicazioni cliniche e future direzioni di ricerca

- **Interventi terapeutici:** Questi risultati suggeriscono che gli interventi terapeutici per il DOC dovrebbero includere tecniche specifiche per affrontare il senso di colpa deontologico, come la ristrutturazione cognitiva e l'esposizione con prevenzione della risposta.
- **Differenziazione dei sottotipi:** Una maggiore comprensione del ruolo del senso di colpa potrebbe aiutare a differenziare i sottotipi di DOC, consentendo una personalizzazione degli interventi terapeutici.
- **Meccanismi neurobiologici:** Studi di neuroimaging potrebbero aiutare a chiarire i correlati neurali del senso di colpa deontologico e della sua relazione con i comportamenti compulsivi.

In conclusione, lo studio di Ottaviani e collaboratori offre un contributo importante alla comprensione del ruolo del senso di colpa nel DOC, sottolineando l'importanza di considerare le dimensioni morali e valoriali nella genesi e nel mantenimento di questo disturbo.

Sono due punti fondamentali che hanno influenzato la percezione e l'interpretazione del "feared self" nel corso della storia:

- **Influenza religiosa:** Le religioni, con le loro dottrine sulla moralità, il peccato e la punizione divina, hanno spesso amplificato la paura di un sé corrotto. L'attribuzione di pensieri intrusivi a forze esterne, come demoni o spiriti maligni, offriva una spiegazione rassicurante e allo stesso tempo giustificava l'adozione di pratiche rituali per purificarsi.

- **Teorie psicoanalitiche:** Freud, con la sua teoria dell'inconscio, ha fornito un'interpretazione psicologica dei pensieri intrusivi, collegandoli a impulsi aggressivi e sessuali rimossi. Questa prospettiva ha contribuito a spostare l'attenzione dalle cause sovrannaturali a quelle interne all'individuo, pur mantenendo un'idea di un sé diviso tra una parte conscia e una inconscia, oscura e pericolosa.

Un'ulteriore considerazione:

L'idea di un sé corrotto e immorale può avere un impatto profondo sulla qualità della vita delle persone. È importante riconoscere che questi pensieri intrusivi non riflettono necessariamente la realtà, ma sono spesso il prodotto di meccanismi psicologici complessi. Un approccio terapeutico che aiuti gli individui a comprendere e gestire questi pensieri può essere di grande beneficio.

Analisi e approfondimenti sul legame tra "fear of the self" e DOC

Le evidenze presentate supportano in modo convincente l'ipotesi di un legame significativo tra il "fear of the self" e la sintomatologia ossessivo-compulsiva (DOC).

Punti chiave emersi dalla ricerca:

- **Dubbio e incertezza:** L'IPT ha evidenziato un'associazione tra il "feared self" e i marcati vissuti di dubbio, tipici dei pazienti con DOC. Ciò suggerisce che la paura di essere una persona "cattiva" o "pericolosa" possa alimentare l'incertezza e la necessità di verificare costantemente le proprie azioni e pensieri.
- **Relazione causale:** Studi sperimentali hanno dimostrato una relazione causale tra il "feared self" e l'intensità dei pensieri ossessivi e dei comportamenti compulsivi. Questo significa che attivando il "feared self" si può incrementare la sintomatologia DOC.
- **Ampia gamma di ossessioni:** Il "fear of the self" sembra essere associato a diverse tipologie di ossessioni, non solo a quelle legate alla contaminazione, ma anche a quelle riguardanti il danneggiamento di sé o degli altri, le relazioni e l'orientamento sessuale.

Possibili meccanismi sottostanti:

- **Ruminazione:** Il "fear of the self" potrebbe innescare una spirale di

ruminazione, in cui il soggetto si concentra in modo ossessivo sui propri pensieri e sentimenti negativi, cercando di trovare prove a sostegno delle proprie paure.
- **Perfezionismo:** La paura di essere imperfetti o inadeguati potrebbe spingere le persone con DOC a cercare di controllare i propri pensieri e comportamenti in modo eccessivo.
- **Bassa autostima:** Una bassa autostima potrebbe rendere le persone più vulnerabili al "fear of the self" e ai pensieri intrusivi.

Implicazioni cliniche:
- **Interventi terapeutici:** La comprensione del ruolo del "fear of the self" può orientare gli interventi terapeutici verso tecniche cognitive e comportamentali specifiche per modificare le convinzioni disfunzionali legate al sé e ridurre l'ansia associata ai pensieri intrusivi.
- **Personalizzazione della terapia:** Gli interventi terapeutici possono essere personalizzati in base alle specifiche caratteristiche del "feared self" di ciascun paziente.
- **Prevenzione delle ricadute:** Identificare e affrontare il "fear of the self" potrebbe contribuire a prevenire le ricadute nei pazienti con DOC.

Possibili direzioni future per la ricerca:
- **Studi longitudinali:** Studi longitudinali potrebbero aiutare a comprendere meglio l'evoluzione del "fear of the self" nel tempo e la sua relazione con l'esordio e il decorso del DOC.
- **Interventi preventivi:** Potrebbero essere sviluppati interventi preventivi per ridurre il rischio di sviluppare il DOC nei soggetti a rischio, focalizzati sulla modificazione delle convinzioni disfunzionali legate al sé.
- **Neuromodulazione:** Tecniche di neuromodulazione, come la stimolazione magnetica transcranica, potrebbero essere utilizzate per modulare l'attività cerebrale nelle aree coinvolte nel "fear of the self".

In conclusione, le ricerche presentate offrono un quadro sempre più chiaro del ruolo centrale del "fear of the self" nella genesi e nel mantenimento del DOC. Comprendere i meccanismi psicologici e neurali sottostanti a questo fenomeno è fondamentale per sviluppare interventi terapeutici più efficaci e personalizzati.

Analisi approfondita del ruolo del "feared self" e dell'inferential confusion nel DOC:

- **Inferential confusion:** La tendenza a dare credito eccessivo a pensieri intrusivi, basandosi su possibilità remote piuttosto che su prove concrete, sembra essere un meccanismo fondamentale nel mantenere il "fear of the self".
- **Contesto:** Le intrusioni "out-of-context" (cioè i pensieri che emergono in situazioni inattese o inappropriate) sembrano essere particolarmente legate al "fear of the self" e all'inferential confusion.
- **Ruolo mediatore:** Il "feared self" sembra mediare la relazione tra inferential confusion e sintomatologia DOC, suggerendo che la paura di essere una persona "cattiva" o "pericolosa" amplifica l'impatto delle distorsioni cognitive tipiche del DOC.

Implicazioni cliniche:

- **Interventi cognitivi:** Le terapie cognitive per il DOC dovrebbero mirare a correggere le distorsioni cognitive legate all'inferential confusion, aiutando i pazienti a sfidare i pensieri intrusivi e a valutare la loro credibilità in modo più oggettivo.
- **Mindfulness:** La pratica della mindfulness può aiutare i pazienti a prendere consapevolezza dei propri pensieri senza giudicarli, riducendo così l'impatto emotivo delle intrusioni e la tendenza a ruminare.
- **Accettazione:** Insegnare ai pazienti ad accettare i pensieri intrusivi senza cercare di evitarli o controllarli può contribuire a ridurre l'ansia e a rompere il ciclo vizioso del DOC.

- **Neuromodulazione:** Tecniche di neuromodulazione potrebbero essere utilizzate per modulare l'attività cerebrale nelle aree coinvolte nell'inferential confusion e nel "fear of the self".

Un'ulteriore considerazione:

Comprendere il ruolo dell'inferential confusion e del "feared self" nel DOC può aiutarci a sviluppare interventi terapeutici più mirati ed efficaci. Inoltre, queste ricerche sottolineano l'importanza di un approccio multifattoriale alla comprensione e al trattamento del DOC, che tenga conto sia degli aspetti cognitivi che emotivi.

Analisi approfondita del ruolo del "feared self" nel sottotipo "washing" del DOC

Lo studio di Krause(2020) fornisce un contributo fondamentale alla comprensione del ruolo del "feared self" nel sottotipo "washing" del Disturbo Ossessivo-Compulsivo (DOC).

Riassumendo i punti chiave:

- **Mental contamination come mediatore:** La mental contamination agisce come un ponte tra il "feared self" e la paura della contaminazione fisica (contact contamination). Questo significa che la paura di essere una persona "impura" o "corrotta" aumenta la percezione di essere contaminati e, di conseguenza, innesca i comportamenti di pulizia compulsiva.
- **Colpa deontologica:** I comportamenti di cleaning nel DOC sarebbero più legati a vissuti di colpa deontologica (violazione di norme morali) piuttosto che altruistica (preoccupazione per il benessere degli altri). Questo suggerisce che le persone con DOC che mettono in atto comportamenti di pulizia lo fanno principalmente per purificare se stessi e non per proteggere gli altri da un possibile contagio.

Un'ulteriore considerazione:

Comprendere il ruolo del "feared self" e della mental contamination nel sottotipo "washing" del DOC può aiutarci a sviluppare interventi terapeutici più mirati ed efficaci. Inoltre, queste ricerche sottolineano l'importanza di un approccio multifattoriale alla comprensione e al trattamento del DOC, che tenga conto sia degli aspetti cognitivi che emotivi.

www.ingramcontent.com/pod-product-compliance
Lightning Source LLC
Chambersburg PA
CBHW070348230526
45471CB00006B/2469